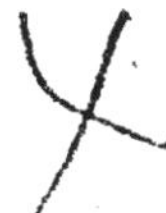

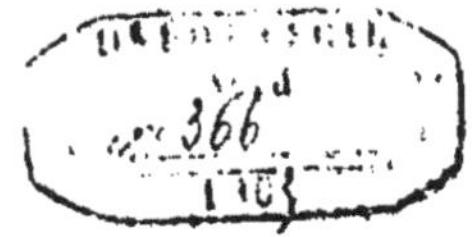

DE LA

FIÈVRE TYPHOÏDE

dans ses relations avec

L'ÉTAT PUERPÉRAL

PAR

Le Docteur Jules TRAMPONT

Interne des Hôpitaux
Ancien Aide de Clinique Obstétricale
Lauréat de l'Association des Anciens Internes des Hôpitaux de Lille
(Prix de Chirurgie 1902)

LILLE
LE BIGOT FRÈRES, IMPRIMEURS-ÉDITEURS
25, rue Nicolas-Leblanc, 25

1903

DE LA

FIÈVRE TYPHOÏDE

dans ses relations avec

L'ÉTAT PUERPÉRAL

PAR

Le Docteur Jules TRAMPONT

Interne des Hôpitaux
Ancien Aide de Clinique Obstétricale
Lauréat de l'Association des Anciens Internes des Hôpitaux de Lille
(Prix de Chirurgie 1902)

LILLE
LE BIGOT FRÈRES, IMPRIMEURS-ÉDITEURS
25, rue Nicolas-Leblanc, 25

1903

A LA MÉMOIRE DE MON PÈRE

A MA MÈRE

Faible témoignage d'affection et de reconnaissance.

A MA FAMILLE

A MES AMIS

A MES CAMARADES D'INTERNAT

A mon Président de Thèse

Monsieur le Docteur GAULARD

Professeur de Clinique Obstétricale

(*Adjuvat de Clinique* 1898, 1899, 1900. *Externat* 1900.)

Profonde reconnaissance.

A mes autres Juges

A Monsieur le Docteur DUBAR

Professeur de Clinique Chirurgicale de la Charité

(*Internat* 1901.)

A Monsieur le Docteur CARRIÈRE

Professeur-Agrégé, chargé du cours de Clinique Médicale Infantile

(*Internat* 1901.)

A Monsieur le Docteur FOLET

Professeur de Clinique Chirurgicale de l'Hôpital St-Sauveur

(*Internat* 1902.)

A Monsieur le Docteur CARLIER

Professeur de Clinique urinaire

(*Internat* 1903.)

A Monsieur le Docteur CHARMEIL

Professeur de Clinique Dermatologique et Syphilitique

(*Internat* 1903.)

A Monsieur le Docteur OUI

Professeur-Agrégé, chargé du Cours d'Accouchement

A Monsieur le Docteur BUÉ

Ancien Chef de Clinique Obstétricale

A mes Chefs de Conférences d'Internat

Messieurs les Docteurs POTEL, DESOIL,

Anciens Chefs de Clinique Chirurgicale et Médicale

et DRUCBERT

Chef de Clinique Chirurgicale.

Arrivé au terme de nos études, l'usage veut, et nous sommes heureux d'y sacrifier, que nous adressions à tous nos Maîtres, à tous ceux qui, à l'Hôpital comme à la Faculté, nous ont aidé de leurs conseils et de leur expérience, nos bien sincères remerciements.

Que tous ceux également qui, de près ou de loin, nous ont porté quelque intérêt, veuillent bien croire à nos meilleurs sentiments : ils ont une part assurée dans notre affection.

AVANT-PROPOS

Nous avons eu l'occasion d'observer en même temps à l'hôpital de la Charité, dans le ervice de M. le Pr Gaulard, puis en médecine chez M. le Pr Combemale où sont passées nos malades, deux cas de fièvre typhoïde avec grossesse. De ces deux cas, l'un a amené l'interruption de la grossesse vers le 4e mois; l'autre, l'enfant venu à terme et vivant, a donné lieu à la mort de la mère par complication cardiaque.

Il nous a semblé intéressant de relater ces deux observations, en même temps que de faire la révision de la question. Nous n'avons pu les étudier en détail, le second cas surtout ; mais d'autres observations très intéressantes sont venues, depuis lors, compléter nos recherches et compenser amplement cette lacune.

Le sujet qui nous occupe est de ceux qui ont été le plus approfondis à notre époque, et cependant il reste encore bien des faits à élucider, comme nous le verrons au cours de notre travail. Il est de plus assez complexe, et l'on a souvent peine à s'y reconnaître dans les nombreuses descriptions qui en ont été données. C'est à ce propos surtout que M. le Pr Gaulard nous en a conseillé l'étude, et ce sera là notre principal but ; les observations, du reste, en sont nombreuses dans la littérature obstétricale, et nous n'avons pu en rencontrer assez de cas personnellement, pour apporter des notions nouvelles sur le sujet.

Cette question est d'une importance capitale. Car, non-seulement la fièvre typhoïde existe à l'état endémique dans la plupart de nos grandes villes et à Lille notamment, mais encore, à certaines époques (l'été surtout), elle subit des recrudescences et se comporte comme une véritable épidémie dont les effets sont souvent désastreux.

Parmi ses victimes, on note tout aussi bien que d'autres, des femmes enceintes, et la vieille croyance à l'immunité de ces dernières à l'égard de cette affection, n'est plus qu'un mythe à l'heure actuelle, — l'exposé des faits nous en convaincra.

Par un autre côté, le sujet que nous étudions présente un intérêt non moins réel, puisqu'il s'agit de sauvegarder deux vies, toutes deux menacées, celle de la mère et celle de son enfant.

C'est donc une question d'intérêt pratique de premier ordre, et digne d'appeler toute notre attention. Nous devons faire observer toutefois que les cas en sont rares à la Clinique obstétricale de la Charité, où nous avons fait des recherches malheureusement infructueuses pour notre thèse. Depuis les deux cas que nous avons cités et que nous avons vus il y a presque deux ans, il ne s'en est plus présenté aucun autre, et nous ne nous expliquons guère la raison de cette rareté, d'autant plus que, comme le constatait M. le Professeur Surmont dans un article (*Echo Médical du Nord*, 12 Avril 1903), l'infection typhique a fait à notre époque un retour offensif et semble devoir en augmenter les cas.

DIVISION DU SUJET

Le titre que nous avons adopté semble mieux répondre à la réalité des faits, car nous devons étudier non seulement la grossesse (*grand* état puerpéral), mais les suites de couches (*petit* état puerpéral). Nous avons pu en recueillir des observations inédites dans les deux cas.

Quant à l'enfant, nous le classerons dans un chapitre à part : les cas de fièvre typhoïde fœtale sont assez rares, et nous avons dû les puiser dans la littérature médicale.

La fièvre typhoïde en général ne rentre pas dans le cadre que nous nous sommes tracé ; c'est du reste une affection aujourd'hui bien connue.

Après avoir insisté quelque peu sur l'historique (les progrès de chaque jour faisant mieux comprendre la question et l'intérêt qu'elle présente), nous diviserons notre étude en deux grands paragraphes, dont l'un étant posé, l'autre en découle tout naturellement.

Le premier traitera de l'influence de l'état puerpéral sur la fièvre typhoïde. Dans le second au contraire, passant en revue le rôle de la fièvre typhoïde sur l'état puerpéral, nous l'envisagerons chez la femme enceinte, puis chez les accouchées.

Nous étudierons longuement l'avortement et tout ce qui s'y rapporte.

Nous dirons quelques mots en passant de l'accouchement, dont l'intérêt dans ce cas est restreint.

Nous verrons alors l'influence de l'affection sur les suites de couches, où se poseront l'importante question de l'allaitement et surtout celle qui a trait à la fièvre typhoïde débutant chez les accouchées ; nous essaierons d'en faire le diagnostic, souvent si difficile d'avec la fièvre puerpérale, et nous montrerons à ce sujet, comme pour le diagnostic en général, la valeur précieuse des nouveaux procédés de recherche.

Nous passerons ensuite au pronostic en général.

Nous insisterons également, en ce qui concerne le traitement sur une question spéciale qui s'y rattache, celle de l'interruption de la grossesse, provoquée dans un but thérapeutique. Enfin nous étudierons la fièvre typhoïde fœtale.

Nous aurons donc à traiter dans cette seconde partie, trois grands chapitres :

L'influence sur la mère { *pendant la grossesse.* / *pendant les suites de couches.* }

L'influence sur l'enfant.

Nous tirerons alors les conclusions résultant de notre travail, et terminerons par les observations recueillies.

HISTORIQUE

Déjà Hippocrate, en parlant des maladies aiguës chez la femme enceinte, s'exprimait ainsi dans le cinquième livre de ses Aphorismes sur le danger de l'état puerpéral dans ces circonstances :

« Mulier uterum gestans, capi ab aliquo morbo acuto, lethale est » : une femme enceinte prise d'une maladie aiguë est une femme morte.

Cette question a suscité une foule de travaux, surtout en ces derniers temps.

Ambroise Paré au XVIe siècle traitant des maladies aiguës, les accuse de produire l'expulsion prématurée, et d'autant plus sûrement que la parturiente a été plus longtemps malade.

Mauriceau (1740) dit que la mort n'est pas certaine, mais que l'état de la femme grosse est de ce fait très grave et que l'avortement et la mort en résultent fréquemment.

Levret (1788) partage la même opinion. De même Chambon de Mortaux dans son Traité des maladies de la grossesse (1785).

Boerhave (1769) considérait l'état de la femme comme fâcheux, d'autant plus que pour lui, la grossesse elle-même est un état pathologique.

Leroy de Genève (1787) et Petit (Mal. des femmes enceintes 1806) au contraire, regardent la fièvre typhoïde comme ayant une influence heureuse sur la grossesse, et ce dernier ajoute : « Non seulement les femmes grosses sont exemptes de plusieurs maladies, mais la grossesse les guérit d'un grand nombre d'autres ».

Mme Lachapelle, élève de Baudelocque, insiste sur ce sujet, et spécialement sur le mécanisme de l'avortement.

Desormeaux (1811) insiste surtout sur les raisons mêmes de l'influence fâcheuse exercée par la grossesse sur les maladies aiguës : exagération des symptômes, concentration des mouvements vitaux vers l'utérus, nuisant à la réaction de l'organisme, diète trop sévère, avortement lui-même.

Duguès (Dictionnaire de méd. et de chir. pratiques) fait remarquer la prédisposition des femmes grosses pour la fièvre typhoïde, dans certaines épidémies.

Paul Dubois (Mém. à l'Acad. de méd.) dit que le fœtus peut être atteint dans le sein de la mère et que s'il naît vivant, il est faible et se présente avec la pâleur des fébricitants.

Mais il faut arriver jusqu'à Louis (c'est-à-dire vers 1830), pour voir séparer nettement la fièvre typhoïde des affections cycliques analogues, et pour voir aussi la question posée sous son véritable jour, eu égard à la grossesse et à l'influence réciproque de ces deux états.

Trousseau, faisant la première description complète de la fièvre typhoïde (Clinique de l'Hôtel-Dieu, 1834) ne mentionne pas la femme enceinte. Chomel (Leçons cliniques, 1834) signale l'affection chez les accouchées seulement. Forget cite plusieurs observations. Velpeau (Traité d'Acc., 1835), parle de l'action des maladies aiguës sur la grossesse, et émet l'avis que l'avortement est très rare dans ce cas.

En 1840, Charcellay publie deux observations où la contamination du fœtus est manifeste (lésions intestinales caractéristiques). Valleix (même année) en relate aussi un cas. Manzoni (1841) en communique un autre à l'Acad. des Sciences.

Cazeaux (Traité d'Acc. 1844) précise l'époque de la grossesse et la période de la maladie où l'avortement est le plus fréquent : premiers mois de la grossesse, première et quelquefois deuxième semaines de la maladie. Il relate aussi quelques faits tendant à prouver que la fièvre typhoïde des premiers jours qui suivent l'accouchement, est moins grave que dans les autres conditions.

De 1844 à 1855, sont soutenues à Paris une série de thèses sur ce sujet, dont celle de Verneuil (1848) : Maladies du fœtus dans le sein de la mère.

Jenner, le choisit aussi comme thèse à Strasbourg (1850). Griesinger (Traité des maladies infectieuses, 1857), dit que le pronostic de la maladie est aggravé par l'avortement et que ce dernier survient de préférence à la première ou à la deuxième semaine de l'affection.

Grisolle (traité de Path. Int. 1857) consacre quelques lignes aux relations de la fièvre typhoïde et de la grossesse et n'envisage que le pronostic, où il se borne à citer l'opinion de Cazeaux.

Plusieurs cas de fièvre typhoïde et de grossesse sont relatés par Mattei (1858), Gusserow (même année), Bourgeois de Tourcoing (27 cas dans la classe ouvrière, 1861), etc., etc.

Fiedler (1862) fait observer le parallélisme du pouls fœtal et de la courbe thermique maternelle. La même année, Weiss signale un cas de fièvre typhoïde chez le fœtus, et Garimond (Ann. de Montp.) étudie la pathogénie de l'avortement.

Zuelzer (1868) relate 14 avortements sur 24 cas. Stoltz (Nouv. Dict. de méd. et de chir. pratiques 1873) dit que les modifications de l'économie pendant la grossesse ne prédisposent pas aux maladies ordinaires, même en temps d'épidémie, mais que la grossesse n'est pas un préservatif.

Liebermeister (Leipzig 1874) signale 15 avortements sur 18.

Murchison (Traité de la fièvre typhoïde 1878) publie 14 obs. et rejette la doctrine de l'immunité absolue. Duguyot (Thèse Paris 1879) fait connaître des observations intéressantes. Gusserow (Berlin 1880) établit le nombre des femmes grosses atteintes de fièvre typhoïde, la proportion des avortements et la participation du fœtus au processus morbide de la mère.

Vincent (Thèse Paris 1882) étudie l'influence de la température de la mère sur la vie du fœtus, et conclut que la température peut suffire à amener la mort du fœtus dans le sein de la mère. Baratte (Thèse Paris, 1883) dit que le fœtus naît généralement mort ou qu'il ne tarde pas à succomber. Rousseau (Thèse Paris, 1883) conclut que la fréquence des avortements est très variable. Martinet (1883) publie dans l'*Union médicale* un certain nombre d'observations qui prouvent que l'interruption de la grossesse peut avoir lieu à toutes les périodes de la maladie.

C'est alors que l'on étudie la question à un point de vue tout spécial : celui de la transmission de l'affection au fœtus in utero. Le placenta constitue-t-il une barrière infranchissable pour les éléments figurés, ou se laisse-t-il vaincre par eux ? Cette grande question de la contagion fœtale sera mieux placée au chapitre où nous étudierons l'influence de la fièvre typhoïde sur le produit de conception.

De nos jours, de nombreux travaux sont encore venus éclairer le problème. Sans parler des livres classiques qui sont nombreux et très documentés, chaque jour voit naître des articles de détail tendant à éclaircir les différents points de vue que nous aurons à envisager. Ainsi en est-il des publications de Bonnaire (Presse Méd., 17 mars 1896) et Lepage (Comptes-Rendus de la Soc. d'Obstétrique, juillet 1899), au sujet du diagnostic ; de Marfan (Revue d'Obst., août-sept. 1902), à propos de la lactation.

1° Influence de l'état puerpéral sur la fièvre typhoïde.

La femme enceinte *peut être atteinte* de fièvre typhoïde, nous verrons tout à l'heure dans quelle proportion. C'est un fait aujourd'hui admis sans conteste, et cependant on a cru longtemps, sur la foi de Rokitansky et de Niemeyer (et cette croyance est encore ancrée dans le vulgaire), qu'elle était à l'abri de cette maladie, comme de toute autre infection. Les deux auteurs précités disaient, en effet, que la grossesse était une garantie presque absolue contre la fièvre typhoïde, et ils cherchaient à l'expliquer, comme le fait remarquer M. Gaulard, par la concentration de toute l'activité vitale vers l'utérus, les affections des autres organes ne pouvant ainsi se développer, faute d'éléments nécessaires.

Nous savons maintenant que la grossesse ne peut préserver de la fièvre typhoïde, pas plus que de toute autre maladie analogue, pneumonie, érysipèle, variole, etc., etc. « Ces idées, ajoute en effet notre Maître, n'ont plus et ne peuvent plus avoir cours aujourd'hui ; l'examen des solides et des liquides a démontré que tout, au contraire, est disposé dans ces conditions pour faciliter l'éclosion et l'aggravation des maladies. Il suffit, du reste, de consulter les statistiques de chaque affection, pour voir que, non-seulement la femme enceinte n'est pas à l'abri des maladies, mais qu'elles prennent, au contraire, chez elle, une gravité plus grande ».

Vinay (1894), s'exprimait aussi d'une façon analogue : « la pratique nous apprend même, disait-il, que les maladies infectieuses frappent les femmes enceintes comme les autres, et qu'elles revêtent souvent chez elles des formes sévères. »

C'est donc un fait acquis. Tout au plus, peut-on concéder que la contagion est moins fréquente pendant la grossesse que dans les cas ordinaires, et cela surtout dans la seconde période, parce que la femme s'expose, moins que les autres, aux chances de contamination.

Il n'y a donc pas d'immunité *absolue* : il ne peut y avoir, tout au plus, qu'une immunité *relative*.

La fièvre typhoïde, disions-nous, est relativement rare chez la femme enceinte. Duhaut (thèse de Lyon, 1893), sur 1.000 femmes atteintes de cette affection, n'en trouve que 7 qui soient en état de grossesse ; Martinet, cependant, donne des proportions doubles : 16 cas sur 460 (Union médicale, 1894).

Nous ferons remarquer avec M. Chantemesse (Traité Charcot-Bouchard, tome II) qu'ici nous avons deux choses à considérer : l'organisme et l'infection. Or, l'organisme offre dans ces conditions une résistance amoindrie à l'envahissement des germes morbides, et le tableau clinique se modifie nécessairement.

Nous savons même que certains auteurs (Boerhave entre autres) sont allés jusqu'à considérer la grossesse, non plus comme un état physiologique spécial, mais comme un état pathologique véritable.

Si avec cela, nous tenons compte des prédispositions individuelles et même familiales que l'on rencontre dans certains cas, si nous ajoutons que la fièvre typhoïde peut être plus ou moins intense, influer défavorablement sur tel ou tel système suivant la forme qu'elle revêt, que la malade peut être atteinte d'une affection aiguë ou chronique surajoutée à la fièvre typhoïde, nous voyons combien la scène peut revêtir des caractères multiples et divers et augmenter l'intérêt pratique de notre sujet :

La fièvre typhoïde existe donc chez la femme enceinte, bien qu'elle soit assez rare chez elle. Quelle est maintenant l'*influence qu'elle subit* du fait de la grossesse ?

« On croyait autrefois, dit M. Gaulard (Cours d'Acc.), que la grossesse aggrave considérablement la maladie, et l'on voyait dans la coexistence de ces deux états comme une cause presque fatale de mort prochaine. »

Et notre Maître cite à ce propos l'avis de Liebermeister et de Griesinger, pour qui le chiffre des décès serait en moyenne de 40 °/₀. « Mais bientôt, ajoute-t-il, une réaction s'opéra. » Cazeaux y voit plutôt une cause de bénignité apparente.

Murchison, après avoir cru à l'aggravation, reconnut que la fièvre typhoïde n'est pas aussi redoutable qu'on le suppose généralement. De même encore, Murchison, Rousseau, Savidan.

Certains auteurs sont même allés jusqu'à admettre avec faits à l'appui, comme le fait observer Bonnaire, que « l'hémorrhagie accompagnant l'avortement peut déterminer une défervescence précoce et définitive en constituant un véritable phénomène critique », et entre autres exemples on pourrait citer l'observation de Neuhaus (1886) où, après avortement de 4 mois 1/2, la fièvre qui durait depuis 6 semaines, tomba immédiatement, mais il ajoute qu'on ne saurait cependant adopter sans réserve cette opinion. « En tout cas, dit-il, la grossesse, comme l'avortement ou l'accouchement, n'exerce dans la majorité des cas aucune influence sur la marche de la fièvre typhoïde. »

Quoiqu'il en soit, le tableau clinique de la maladie n'a rien de fixe. On rencontre ici les différents types qui ont été décrits dans la fièvre typhoïde ordinaire et qui sont basés sur la prédominance de tel ou tel symptôme, sur l'aspect de l'état général, sur la marche suivie par la maladie, sur le premier appareil frappé, etc. etc. Cependant, de l'avis des accoucheurs eux-mêmes, on observe plus souvent la manifestation abdominale, et cette forme semble la plus grave, d'après Ribemont.

Nous devons cependant insister sur un côté de la question très intéressant, et qui nous arrêtera longuement : nous voulons parler des *complications* qui sont encore assez fréquentes et qu'il faut bien connaître, car, si la fièvre typhoïde est d'ordinaire bénigne dans la grossesse, certains organes peuvent néanmoins être frappés sévèrement et assombrir de ce fait considérablement le pronostic.

Le danger d'abord peut siéger au *cœur* ; il faut toujours y songer et y veiller attentivement. Nous savons en effet que, chez la femme enceinte, cet organe est déjà surmené. La masse sanguine augmente et, pour donner l'impulsion, le muscle cardiaque s'hypertrophie en même temps qu'il se dilate. La tension vasculaire s'accroît elle-même proportionnellement, et le pouls devient dur et plus fréquent.

S'il en est ainsi à l'état normal, combien plus grande encore doit être pour le cœur la fatigue qu'il éprouve, lorsqu'une affection aussi nocive pour lui que celle dont nous parlons, vient joindre son appoint aux causes débilitantes que l'on observe dans les conditions physiologiques.

Tout le monde sait d'autre part que la myocardite typhique est loin d'être rare, et c'est même l'un des accidents les plus sérieux dans le cours de cette affection, — l'histoire de deux de nos malades en est la preuve (observations 3 et 11).

Si l'on considère en outre le retentissement fâcheux que produit la grossesse sur toutes les affections cardiaques, on conçoit qu'il y ait ici une cause puissante d'aggravation.

Aussi, l'opinion suivant laquelle la grossesse, en déterminant l'hypertrophie de la fibre cardiaque, contrebalancerait dans une certaine limite l'influence nocive de la fièvre typhoïde sur le myocarde, n'a-t-elle dans ce cas qu'une importance toute relative.

C'est par insuffisance du myocarde que les lésions cardiaques deviennent graves chez la femme enceinte, et cette éventualité est surtout à craindre au moment du travail où l'organe surmené ne peut plus faire les frais de l'expulsion fœtale et où l'inertie utérine est à redouter, en même temps que la mort de l'enfant et de la mère elle-même.

Si l'on se place maintenant à un autre point de vue, on note que chez la femme enceinte il se fait une perte abondante de produits de désassimilation, car ceux de l'enfant s'ajoutent encore aux déchets qui sont déjà fabriqués chez la mère.

Tous ces matériaux inutiles sont éliminés par le *rein* et deviennent pour lui une cause puissante d'irritation : il en résulte généralement une augmentation de volume de cet organe et de la congestion.

Le rein va donc subir le contre-coup de cet excès de travail et, pour peu qu'il faiblisse à la tâche, les détritus organiques vont s'accumuler dès lors dans le sang et constituer une menace sérieuse pour l'économie.

Si nous nous souvenons de plus que l'albuminurie n'est pas rare dans la grossesse et surtout qu'elle est fréquente dans la fièvre typhoïde où les déchets de toute sorte constituent pour le rein une nouvelle cause d'irritation et augmentent encore de ce fait son hypertrophie et sa congestion, il nous sera facile de saisir l'importance énorme de ce symptôme dans les conditions présentes et sa valeur pronostique.

Le *foie* vient-il à son tour à ralentir ses fonctions, les substances nuisibles ne seront plus détruites assez vite par lui, et c'est alors la débâcle : le danger va frapper tel ou tel point faible de l'organisme.

On voit donc le grand rôle que le foie doit jouer en l'occurrence. Or, il est déjà, de par la grossesse, en état d'insuffisance relative, et la dégénérescence ou tout au moins la surcharge graisseuse est un fait bien connu chez la femme enceinte.

Que sera-ce maintenant, si une intoxication nouvelle vient paralyser encore des fonctions aussi importantes que celles qui sont dévolues à cet organe? Et cependant, c'est lui qui tient, pour ainsi dire, la clef de la situation: de lui dépend l'évolution de la maladie. Si le rein faiblit, il faut que le foie détruise les toxines et qu'il les élimine en grande partie par la bile. C'est d'ailleurs ce qui arrive chez la femme enceinte : la toxicité de la bile est bien plus grande que celle de l'urine. Celle-ci est en effet très amoindrie du fait de la grossesse, parfois même jusqu'à égaler celle de l'eau pure, — Chambrelent l'a bien démontré expérimentalement.

Il y a donc ici une sorte de balancement entre les deux organes dont les fonctions sont si utiles, et ils se suppléent l'un l'autre. Cette heureuse concordance existe à l'état normal et elle tend à se maintenir dans la grossesse; mais il ne faut pas demander plus à ces organes que ce qu'ils peuvent donner. S'ils sont surchargés, ils ont chance de succomber à la tâche, l'un ou l'autre ou les deux à la fois, et c'est ce qui menace malheureusement de se produire, si la fièvre typhoïde vient s'y ajouter et augmenter encore leur travail, déjà trop lourd.

Disons encore que l'examen des urines pourrait nous renseigner également sur les fonctions de la cellule hépatique : on trouverait en effet la glycosurie alimentaire, l'urobilinurie ou l'hypoazoturie, la première fréquemment (dans la moitie des cas même, d'après Blot) et surtout chez la nourrice.

MM. Oui et Combemale ont relaté au Congrès de Médecine de Lille (1889), six observations où ils l'ont constatée cinq fois, en même temps que l'hypertoxicité urinaire.

Mais ces signes sont de nos jours très discutés, et nous ne pouvons guère compter sur eux pour caractériser les lésions hépatiques.

Ajoutons encore que l'infection biliaire ascendante est fréquente dans la fièvre typhoïde et qu'elle peut revêtir toutes les formes de l'ictère, jusqu'à l'ictère grave lui-même. Ce serait là pour beaucoup de typhiques l'origine de la lithiase (Gilbert et Surmont).

En tous cas, il est facile de comprendre l'importance du foie et les troubles que ses lésions apportent dans l'organisme, au cas qui nous occupe.

D'autres organes peuvent bien jouer un rôle vicariant : la peau, l'intestin ou les poumons compensent quelque peu par leur fonctions celles du rein et du foie, mais d'une façon si faible que cette influence compensatrice n'a dans ce cas que très peu d'utilité.

Quant aux autres complications (phlegmatia, accidents intestinaux, pulmonaires, etc., etc.), elles sont, à peu de choses près, les mêmes qu'en dehors de la gravidité.

L'âge de la grossesse a aussi son intérêt. quand il s'agit de fièvre typhoïde. On sait en effet (c'est là un fait de constatation), que les hémorrhagies sont plus à craindre dans les premiers mois que dans le reste de la grossesse, lorsque survient son interruption. Quant à l'interruption elle-même, Cazeaux, Gusserow, Savidan, croient qu' « on pourrait l'attribuer à la fragilité du petit être et, par suite, au peu de résistance qu'il est capable d'opposer aux influences nocives de la mère. »

Reste à savoir si la maladie elle-même n'est pas influencée défavorablement de ce que la grossesse n'atteint pas son terme, c'est-à-dire *l'influence de l'avortement* lui-même sur la fièvre typhoïde.

Nous devons tenir compte, à ce propos, de la fièvre, de la gravité de la maladie, des complications, de l'âge de la grossesse, de la période où en est l'affection, de l'influence possible du traitement par les bains.

Cependant les auteurs ne sont pas d'accord sur ce sujet. Les uns y voient plutôt la cause de la défervescence et l'atténuation des symptômes. Ainsi pensent Cazeaux, Martinet, Duguyot. Ce dernier, sur 36 cas déclarés avant le 7e mois, dit avoir vu 18 guérisons après interruption et 13 seulement sans fausse couche. Stoltz est à peu près du même avis.

Le traitement hydrothérapique a peut-être ici son importance, s'il ne diminue pas du moins la fréquence de l'avortement. Vinay a observé un cas analogue dans une forme moyenne, et pour lui il n'y aurait pas tout au moins de retentissement fâcheux sur la marche de la maladie, contrairement à ce qui arrive dans la variole, la pneumonie ou le choléra.

D'autres (Griesinger, Gusserow, Grisolle) sont d'un avis opposé. C'est la règle dans les cas graves, où l'expulsion du produit de conception ne change rien à la situation, qu'elle ne fait au contraire qu'aggraver encore.

On pourrait citer un certain nombre de statistiques plaidant le pour et le contre et ne faisant que démontrer, comme dit notre Maître : « cette variabilité d'influence exercée par la fièvre typhoïde sur la gestation ; » — il nous semble inutile d'y insister.

En tout cas, la fièvre typhoïde joue assez souvent un rôle néfaste sur la grossesse, et ce rôle néfaste se fait sentir de deux façons.

D'abord, il est facile de comprendre que si le produit de conception est rejeté avant terme, c'est généralement *en raison même de la gravité de la maladie.* C'est ce qui arrive d'habitude lorsque la température maternelle atteint 40 et surtout 41°. L'expulsion fœtale ne fait alors que traduire la malignité de l'affection, et elle se présente comme ailleurs dans les quelques jours qui suivent la mort du produit de conception.

Il est aussi un autre point de vue que l'on doit également envisager : c'est que l'on se trouve en présence, non plus d'une simple accouchée, déjà exposée par elle même aux causes diverses d'infection, mais d'une malade dont *la résistance organique est encore bien moindre* et à laquelle il faudra prodiguer les soins les plus minutieux. Duhaut y a beaucoup insisté dans sa thèse : il rappelle à ce propos quelques faits où l'infection surajoutée s'est déclarée à l'occasion de rétention placentaire et où il a fallu employer une antisepsie très sévère.

Nous saisissons donc l'importance énorme de l'asepsie et de l'antisepsie, qui doivent entrer en ligne de compte au sujet du pronostic.

Nous voyons également qu'il y a là une sorte de cercle vicieux, la malade avortant parce que son état est grave, et son état s'aggravant davantage du fait de l'avortement.

Quoi qu'il en soit, nous devons reconnaître, d'après l'étude que nous venons de faire, que la grossesse peut avoir une influence fâcheuse sur la fièvre typhoïde et que non-seulement cette affection se rencontre chez la femme enceinte, mais qu'elle augmente, plus fréquemment qu'on ne croit, la gravité de son état, et menace de donner lieu à des complications dont le caractère funeste est facile à comprendre.

Telle est d'ailleurs à peu près la conclusion de notre Maître : « Si l'influence de la grossesse sur la fièvre typhoïde est ordinairement nulle ou de faible importance, il ne faut cependant pas la nier absolument ».

Quant à la proportion des décès pour la mère consécutivement à l'avortement, Tarnier et Budin l'évaluent à 1 cas sur 10 en moyenne. C'est ce qui ressort également de la statistique de Sacquin : 36 décès sur 324 cas.

2° Influence de la fièvre typhoïde sur l'état puerpéral

Nous devons envisager, à ce point de vue, les cas où la fièvre typhoïde survient pendant la grossesse, et ceux où l'affection ne se déclare que chez les accouchées.

I. Fièvre typhoïde de la grossesse

Ici encore, nous devons distinguer différentes périodes : la gravidité proprement dite, l'accouchement, les suites de couches.

A. *Gravidité proprement dite*

L'influence de la fièvre typhoïde est alors des plus graves, dans la majorité des cas.

Cependant, il existe un premier ordre de faits où son action est *nulle*. Ces faits comportent le 1/3 des cas. On peut prévoir cet heureux résultat quand on se trouve en présence d'une fièvre typhoïde légère, surtout au point de vue nerveux.

Dans le reste des cas, les deux autres tiers ou plus exactement 65 fois pour 100, cette influence est *manifeste* : la grossesse est interrompue. Duguyot signale l'interruption 40 fois sur 62 ; Zuelzer, 14 sur 24 ; Kaminsky, 54 sur 87.

C'est l'avortement qui est le plus souvent observé : il est deux fois plus fréquent que l'accouchement prématuré et cela, avons-nous dit, parce que dans les derniers mois de sa grossesse, la femme sortant moins, s'expose moins aux risques de contagion. Etienne (Gaz.

hebd. de méd. et de chir., 1896) donne la proportion de 70 avortements sur 100 interruptions.

L'enfant naît donc mort d'ordinaire. En tout cas, s'il vient au monde vivant, c'est habituellement un prématuré : il se trouve alors dans des conditions vitales amoindries, qui le prédisposent dans une certaine mesure aux influences pernicieuses, et il ne survit guère que dans le 1/4 des cas.

Notons que pour Auvard, l'interruption n'aurait lieu que dans la moitié des cas, et pour Ribemont même, dans le 1/3 des cas seulement.

Cependant de l'avis de certains auteurs, *ce ne serait pas la fièvre typhoïde qui serait le plus à redouter* de toutes les maladies capables de causer l'expulsion du fœtus. Elle céderait le pas à la variole, à la pneumonie, à la scarlatine grave, à la syphilis récente, au choléra et aux fièvres intermittentes.

Nous voulons bien l'admettre pour les formes légères, mais nous devons bien aussi reconnaître que ces formes bénignes ne se présentent pas avec autant de fréquence qu'on pourrait le croire et que, toutes choses égales d'ailleurs, la fièvre typhoïde, comme les affections précitées, comporte ordinairement avec elle un pronostic réservé et sérieux.

Symptômes de l'avortement

Quels sont maintenant les *signes par lesquels se manifeste l'avortement* ? On le rencontre ici sous ses deux formes ordinaires, hémorrhagique ou douloureuse, mais c'est habituellement la première qui entre en jeu.

Cela se comprend, si l'on songe que l'une des premières manifestations de la fièvre typhoïde peut être l' « épistaxis utérine » signalée par Gübler. A plus forte raison, cette congestion est-elle augmentée du fait de la présence du produit de conception. L'œuf se décolle, joue le rôle de corps étranger, donne lieu aux contractions utérines et son expulsion en résulte.

Quant à l'endométrite hémorrhagique qu'on a voulu y voir, on n'admet pas d'ordinaire son existence.

Le type douloureux ne se présente guère que dans la forme ataxique, ou bien lorsque le fœtus est mort depuis quelque temps. L'évolution du travail est alors plus lente que dans la forme précédente. Des douleurs se manifestent, d'abord légères et intermittentes pendant quelques jours, puis plus intenses et plus fréquentes, et bientôt continues. Du sang s'écoule alors en petite quantité, annonçant le décollement de l'œuf et, au bout de quatre ou cinq heures, se fait l'expulsion du produit.

C'est en somme ce qui se passe dans l'avortement ordinaire, avec quelques variantes pourtant qu'il est utile de noter.

D'abord il est souvent annoncé par des *frissons*, et la fièvre reprend alors son ascension. Gusserow, Wallich et Homolle ont insisté à ce propos, sans pouvoir en découvrir la cause.

De plus, l'*écoulement de sang* est parfois très abondant. Zuelzer et Goldammer le considèrent même comme un symptôme ordinaire de l'avortement. Gusserow l'a observé rarement. Liebermeister l'a vu dans certains cas en grande quantité. Il s'accompagne alors de chute brusque de la température (jusqu'à 35° dans un cas de Gusserow). C'est dans les cas de ce genre que le *collapsus* peut se produire, et c'est toujours une condition extrêmement fâcheuse pour le pronostic.

PATHOGÉNIE DE L'INTERRUPTION DE LA GROSSESSE

Quelle est maintenant la cause de l'expulsion du fœtus avant la fin de la grossesse ?

Nous devons d'abord envisager certaines hypothèses émises à ce sujet, et qui, sans atteindre la valeur de l'infection, aujourd'hui acceptée sans conteste comme cause capitale de l'interruption, n'en ont pas moins dans certains cas une importance réelle.

Quelques auteurs ont regardé la *diarrhée* comme capable de susciter des spasmes utérins par simple propagation des spasmes intestinaux. Il existe à l'encontre quelques cas de dysenterie pendant la grossesse sans avortement. Cette cause peut être toutefois admise, bien que ne s'appliquant qu'à l'infime minorité des cas.

On a indiqué aussi les *complications pulmonaires*. Et ici, les uns incriminaient les *accès de toux*, dont les secousses pourraient déterminer des hémorrhagies utérines ; les autres y voient plutôt des *modifications dans les échanges gazeux* donnant lieu à une augmentation d'acide carbonique qui agirait alors directement sur la fibre utérine, et leur opinion paraît fondée si l'on se rappelle les expériences de Brown-Séquard démontrant l'influence de ce gaz dissous en excès dans le sang sur la contractilité utérine.

D'autres ont vu dans les *perturbations nerveuses* le point de départ des accidents. Ces perturbations sont relativement fréquentes dans la fièvre typhoïde. Elles retentissent souvent sur l'appareil médullaire en particulier, et amènent, suivant le cas, de la paralysie ou de l'*excitation*. Et si l'on se trouve en présence de cette dernière manifestation, les troubles que l'on observera porteront sur le point faible, qui est ici l'utérus, et l'avortement pourra en résulter.

Comment agirait à son tour l'*hémorrhagie utérine* pour interrompre la grossesse ? Au début il se fait de la *congestion* : il y a pléthore active, véritable épistaxis utérine. Plus tard la congestion devenue passive est suivie de la rupture des petits vaisseaux, facilitée par leur friabilité spéciale. Il en résulte des décollements placentaires et par suite l'interruption de la grossesse.

Certains auteurs sont même allés jusqu'à y voir une véritable *endométrite hémorrhagique*, analogue à celle du choléra. Mais il n'y a rien de prouvé, rien de basé sur des recherches anatomiques précises.

En tout cas, les hémorrhagies ont été considérées à tort comme étant la cause de l'avortement. Pas plus que l'hyperthermie, elles n'ont ce privilège. L'hémorrhagie est un phénomène consécutif à la fièvre. Celle-ci met en jeu l'excitabilité réflexe des fibres utérines. Mais la fièvre elle-même, en tant que simple élévation de température, n'est pas la cause première, le *pri-*

mum morens de tous ces phénomènes, — nous le verrons bientôt.

On a accusé aussi les *lésions placentaires* : non pas la simple effraction des villosités livrant passage au microbe pathogène, mais les infarctus apoplectiques limitant le champ respiratoire et s'opposant par suite à la vie de l'enfant.

Le *sang* lui-même, au point de vue de ses éléments ordinaires, a été incriminé ; il est altéré dans sa composition : l'oxygène surtout y fait défaut, alors qu'il y a excès d'acide carbonique, la fièvre augmentant les combustions organiques et la congestion pulmonaire (fréquente dans la fièvre typhoïde) empêchant l'hématose. Le globule sanguin va donc emprunter l'oxygène au sang du fœtus, jusqu'au temps où ce dernier n'en aura plus assez pour vivre et se verra alors expulser comme un corps étranger. « Les troubles de l'hématose de la mère, dit Bonnaire, tiennent donc sous leur dépendance ceux du fœtus : l'enfant meurt, quand la mère asphyxie ».

L'*hyperthermie* a donné lieu à une foule de discussions, les expériences sont nombreuses qui tendent à le prouver, et elle a, nous l'admettons, pour sa part, une grande valeur. Mais ce n'est qu'un symptôme, et on a le tort de le confondre avec la cause elle-même. Tout en ayant à jouer un grand rôle pour le pronostic, la fièvre n'est, en effet, que la manifestation de l'état des centres nerveux ; et, tout en admettant la relation qu'il y a entre son existence et la production de l'avortement, il faut bien chercher ailleurs la cause même qui agit sur les centres nerveux, qui les irrite et qui détermine tous les troubles que l'on observe.

Nous devons cependent citer et discuter, pour mieux comprendre le rôle de la fièvre et son insuffisance dans l'explication des phénomènes, les expériences qui ont été faites afin de démontrer son importance ; nous discuterons aussi les autres arguments qui ont encore été invoqués à sa défense. Rousseau, dans sa thèse (1882), a très bien exposé cette question. S'il était prouvé, dit-il en substance, que l'hyperthermie est l'unique source des dangers, il serait facile de fixer le chiffre maximum qu'elle peut atteindre sans inconvénient, et la formule serait simple à poser : refroidir la malade, aussitôt qu'elle s'échauffe. Malheureusement, cette théorie (qui a plutôt cours en Allemagne et qui compte peu d'adhérents en France), est insuffisante pour expliquer la nature intime des phénomènes et elle est souvent en défaut, comme nous allons le voir dans les arguments qu'elle fournit.

1° *Les expériences sur les animaux* ont d'abord été invoquées. Max Runge (1879) s'y est surtout appliqué (il enfermait des lapines pleines dans des étuves), et il en résulte les données suivantes. Une température élevée est dangereuse pour le fœtus, ainsi que pour tous les êtres animés ; une fois 40°, les battements du cœur s'accélèrent et les mouvements s'accentuent, — Kaminski l'avait déjà démontré cliniquement (1886) ; à 41° le fœtus meurt, tandis que les températures de

39 et 40 ne tuent qu'à la longue, dans la deuxième ou la troisième semaine, amenant souvent l'expulsion plus tard encore ; enfin, on n'obtient jamais de petits vivants, quand on maintient à 40° la température des mères.

Tout cela paraît bien établi, et présente pour nous beaucoup d'intérêt. On pourrait dire ainsi que le danger est dosé d'après la température : commençant à 39° pour Gusserow, il serait très grand à 40 et entraînerait fatalement la mort à 41 ou 41.5 ; et l'on pourrait dire aussi avec les partisans de cette théorie : « la chaleur, voilà l'ennemi. »

Doré également (1883), avait établi l'influence néfaste de la température, non plus trop prolongée, mais trop rapide, sur la gestation des femelles pleines.

L'insolation elle-même réaliserait de tous points les expériences de laboratoire, et viendrait leur donner plus de poids encore.

« Mais le fébricitant, dit Rousseau, ne peut être comparé à un animal surchauffé par un procédé artificiel ni à un homme atteint d'insolation. Les conditions ne sont pas du tout les mêmes ». On n'arrive jamais à déterminer les caractères ordinaires de la fièvre, avec ses exacerbations et ses rémissions. « Jamais d'ailleurs, dit Rousseau, dans les pyrexies en particulier, la température ne monte au point qu'il faut obtenir pour amener la mort des animaux. »

Hayem d'autre part, a bien montré les différences fondamentales qui existent entre les conditions de ces expériences et celles du processus fébrile : dans un cas, on a affaire à un organisme sain, dont la régulation thermique est normale et qui lutte contre la chaleur extérieure ; dans l'autre, l'élévation thermique est due à un processus organique résultant de troubles profonds dans l'économie, et le danger vient plutôt de la cause.

. L'excès de température provoque bien des troubles circulatoires et nerveux qui ont quelque analogie avec ceux de la fièvre, mais on n'a pas ici l'ensemble des phénomènes qui constituent le processus fébrile, et on ne l'a surtout pas d'une façon persistante, ni les produits de désassimilation résultant de l'usure organique à laquelle donne lieu la fièvre, et qui se traduisent par une hypertoxicité urinaire et une exhalation plus abondante d'acide carbonique.

Lomer *(Centrabl. für Gyn. 1888)* a d'ailleurs montré qu'une femme peut avoir plusieurs jours une température de 40°, même avec exacerbations à 41.5, et néanmoins accoucher en temps normal d'un enfant bien portant.

Du reste, les expériences de Naunyn ont prouvé que les animaux vivent fort bien dans une température de 41°, même plusieurs jours, si l'on prend certaines précautions dans le dispositif expérimental. Doléris et Doré lui-même nous ont fait voir que l'hyperthermie, sans infection, n'a pas l'influence qu'on lui attribue. Enfin, dans le choléra, il y a aussi avortement, et cependant on y rencontre de l'hypothermie.

2° On a invoqué ensuite la *constance des lésions.*

Mais cela ne prouve pas qu'elles soient dues à la chaleur. Elles sont possibles dans des cas purement apyrétiques : ainsi celui que Valleix a cité en 1872, où il y avait cependant les lésions caractéristiques, avec dégénérescences, cœur mou et flasque, etc., etc. Du reste, le scorbut détermine des dégénérescences musculaires analogues, et cependant, il n'y a pas de fièvre.

3° On s'est basé aussi sur le *parallélisme entre la marche de la température et celle des accidents graves*, ici également à prédominance nerveuse. Mais la clinique nous apprend qu'il peut y avoir hyperthermie sans rien de fâcheux dans l'état général, ou au contraire fièvre modérée et même absence de fièvre avec un ensemble de symptômes inquiétants : il y a dans les deux cas des observations à l'appui.

4° Enfin l'*influence du traitement* est entrée en ligne de compte. Il est fréquent cependant de voir tomber la température à la suite d'une médication antithermique, alors que l'état général reste absolument le même qu'auparavant ; la clinique également comporte des cas de ce genre, et cette preuve non plus n'est pas plus efficace que les autres et nullement démonstrative.

Que reste-t-il donc, une fois passés en revue tous ces facteurs que l'on invoque pour expliquer la fièvre et qui tous, s'ils ont quelque valeur pathogénique dans les manifestations hyperthermiques, ne peuvent être placés à l'origine des accidents ?

De nos jours, la question est bien tranchée, elle

est évidente et il n'y a plus besoin de la discuter longuement, pour démontrer le mécanisme des phénomènes. *L'infection* est tellement bien connue à l'heure actuelle, et elle explique si bien les troubles de l'organisme, qu'il est facile maintenant de comprendre sa valeur prépondérante dans les lésions en cause : c'est au sang qu'il faut s'adresser pour avoir la clef des phénomènes.

C'est donc une altération du sang qui est à l'origine des accidents : non pas une simple modification de ses éléments constituants, mais un germe pathogène qui l'envahit, qui le vicie et qui est charrié avec lui dans tous les coins de l'organisme. C'est ce poison qui est le point de départ de tous les troubles que l'on observe : c'est lui qui provoque la fièvre, c'est lui qui suscite les perturbations nerveuses, c'est lui encore qui compromet la vitalité fœtale et donne lieu au rejet du contenu utérin, porteur ou non des lésions que nous étudierons bientôt.

Naturellement, le bacille lui-même peut agir par ses toxines, produits solubles qu'il sécrète et qui vont porter dans toute l'économie la cause provocatrice des accidents. C'est ainsi qu'elles toucheront les centres nerveux ou qu'elles gagneront le placenta pour frapper directement le produit de conception, aussi bien que le bacille lui-même, etc., etc... — nous y reviendrons d'ailleurs au sujet de la fièvre typhoïde fœtale.

Il est certain que le fœtus, une fois mort, peut se comporter comme un corps étranger dont l'organisme se débarrasse, parce qu'il est nuisible. L'enfant meurt en effet dans le tiers des cas et réagit à son tour sur la fibre utérine qui se contracte et l'expulse.

Mais cette cause d'expulsion ne se présente que dans la minorité des cas; elle n'a donc qu'une valeur tout-à-fait minime. Il en est ainsi de *l'absorption de certains médicaments* qu'on a cru pouvoir incriminer dans des cas très restreints ; et le dernier mot reste encore à l'infection, cause essentielle et pour ainsi dire unique en l'occurrence.

Nous devons tenir compte d'ailleurs à propos de l'avortement, comme le fait remarquer Vinay, des *susceptibilités individuelles*. L'utérus présente aux différentes causes d'excitation, une irritabilité variable. Nous savons en effet que, lorsqu'on veut pratiquer artificiellement le travail, on rencontre des utérus qui sont élastiques et d'autres doués d'une mollesse toute particulière. Or, les premiers réagissent très facilement, contrairement aux seconds dont la résistance est plus ou moins longue aux différents agents d'excitation. C'est ce qui arrive également vis-à-vis des poisons organiques. Les résultats varient donc avec la réaction individuelle, de même qu'avec l'abondance des toxines.

Il est très probable, du reste, que le système nerveux rentre pour une très grande part dans les variations de cette susceptibilité, car les toxines viennent imprégner l'axe cérébro-spinal, et sont capables d'exciter uniquement dans un cas le centre qui préside aux contractions utérines, alors que dans un autre elles frappent le centre modérateur, amenant ainsi cette différence possible dans les résultats.

En tout cas, on peut dire que plus les éléments infectieux ou leurs toxines sont abondants, plus la maladie est grave et l'interruption de la grossesse plus fréquente : C'est là un principe qu'on peut poser, et qui se vérifie dans la plupart des cas.

Influences particulières agissant sur l'avortement

Certains facteurs revêtent en particulier une importance au sujet de l'interruption de la grossesse. Nous devons en effet tenir compte de la gravité de la maladie, de l'âge de la grossesse, de la période où en est l'affection. Quant au traitement, nous verrons qu'il n'a guère d'action à ce propos.

Pour ce qui est de la *gravité de la maladie*, il est évident (et nous venons d'y insister en traitant de l'infection), que les fièvres typhoïdes intenses amènent presque fatalement l'interruption. Il faut incriminer surtout certaines formes, en première ligne, avons-nous dit, celles à prédominance nerveuse et les cas également où se déclarent des complications. On cite cependant des cas, où l'expulsion a eu lieu dans les formes moyennes ; et, chose plus curieuse, d'autres cas où, malgré des complications successives et très graves, la grossesse n'en a pas moins continué jusqu'à terme : ainsi, par exemple, l'observation de Körber, dont la malade fit une fièvre typhoïde au 4e mois de la gestation, avec bronchite du décours, pérityphlite au 34e jour, thrombose de la saphène interne au 41e, ictère catarrhal et diarrhée excessive au 42e, pneumonie croupale au 56e, et dont la convalescence ne s'effectua qu'au 140e jour, et qui cependant accoucha à terme d'un enfant vivant et bien portant.

L'époque de la grossesse y est aussi à considérer. Nous l'avons vu déjà, c'est dans les premiers mois surtout que s'interrompt la gravidité : le produit de conception offre alors une résistance plus faible, et il faut tenir compte aussi des sorties de plus en plus rares de la mère jusqu'à l'accouchement, et par conséquent des chances moindres qu'elle présente ainsi à la contagion. Cependant « Bourgeois (de Tourcoing), dit notre Maître, craignait plutôt les derniers mois » (et il avait relaté 27 cas de fièvre typhoïde et de grossesse dans la classe ouvrière). Mais notre Maître se rallie également à l'opinion générale : « d'autres plus nombreux, ajoute-t-il, redoutent surtout les premiers mois et je crois qu'ils ont raison ».

Quant à la *période de l'affection* où se fait plus spécialement l'avortement, c'est dans les quinze premiers jours et principalement au deuxième septénaire. C'est l'avis de Cazeaux. Martinet, pourtant, pense que l'expulsion est habituellement plus tardive et qu'elle s'effectue vers la fin du troisième septénaire et quelquefois même au cours de la convalescence. Ce serait surtout à la suite du traitement par les bains froids que l'avortement se présenterait à une époque tardive, d'après Vinay.

Le *traitement* exerce-t-il donc une influence sérieuse

sur l'expulsion intempestive du produit de conception? Vinay lui-même ne le pense pas. Il est incontestable qu'il modifie avantageusement la maladie maternelle dont il fait tomber la mortalité à 6 au lieu de 17 °/o ; mais la statistique de Brand nous fait voir aussi qu'il se produit encore dans 55 °/o des cas, tandis qu'en l'absence de tout traitement hydrothérapique, il atteint à peu près le même chiffre (65 °/o). Son action par conséquent serait assez minime, du moins pour empêcher l'expulsion du fœtus.

B. Accouchement

Pendant *l'accouchement*, l'influence de la fièvre typhoïde n'a guère été étudiée. La durée du travail, celle de ses différentes périodes, varient peu de ce qu'elles sont dans les autres cas, et les accidents ne paraissent pas plus fréquents. Disons toutefois, avec Bonnaire, que « le choc nerveux résultant de l'accouchement et la perte de sang qui accompagne la délivrance peuvent assombrir singulièrement le pronostic si la femme est très déprimée, et que ce dernier est d'autant plus grave que l'expulsion se fait à une période plus avancée de la maladie ».

Nous devons tenir grand compte ici de la résistance du *cœur*, si fréquemment atteint dans la grossesse et surtout dans la fièvre typhoïde : « C'est souvent, dit Ribemont, au moment du travail, qu'apparaissent les accidents. Si l'enfant est volumineux et à terme et les parties molles quelque peu résistantes, des troubles circulatoires plus ou moins graves peuvent surgir sous l'influence des efforts que fait la femme. L'inertie utérine n'est pas rare : il y a alors tout intérêt à terminer l'accouchement le plus rapidement possible ».

Il est évident qu'il faudra éviter, ici surtout, toute cause de refroidissement, la parturiente se trouvant alors dans des conditions tout à fait propices au développement de la pneumonie.

Quant aux douleurs, il semble qu'elles soient plus vives : la femme les traduit par des cris plus aigus. La raison doit en être à son irritabilité plus grande, du fait de l'affection en cause.

La délivrance elle-même, que l'accouchement ait lieu à terme ou assez loin du terme, ne semble pas revêtir de caractère particulier, sauf d'être quelquefois accompagnée d'un écoulement de sang assez marqué, toujours quelque peu nuisible à une malade déjà trop déprimée.

Nous verrons, au diagnostic, la fièvre du travail et les signes qui la différencient de la fièvre typhoïde.

C. Suites de couches

Si l'accouchement présente ici un intérêt restreint ou tout au moins une étude très courte, il n'en est pas de même des suites de couches. La fièvre typhoïde, continuant à évoluer, crée des conditions tout autres aux différents points de vue où l'on doit se placer. Nous n'étudierons pour l'instant que la fièvre typhoïde déclarée déjà pendant la gravidité, nous réservant dans un chapitre à part celle qui survient seulement dans les premiers jours qui suivent l'accouchement, et dont le diagnostic est souvent si difficile d'avec l'infection puerpérale. Quant à l'enfant, nous verrons qu'il est fréquemment atteint, et nous en parlerons également dans un paragraphe spécial.

Chez la mère, avons-nous dit, différentes questions se posent. Comment se fait *l'involution utérine* ? Est-elle retardée ou suit-elle son cours normal, c'est-à-dire amenant l'organe à reprendre petit à petit sa forme primitive dans les six semaines et à regagner l'excavation pelvienne vers le douzième jour ? Elle s'effectue bien d'ordinaire, s'il n'y a pas de lésion locale. Lorsqu'il en existe, elle est retardée et sa durée varie nécessairement avec l'intensité des lésions en cause.

Comment se comportent les *lochies*? Nous trouvons à ce propos deux observations dans la thèse de Rousseau (Paris, 1882-83) où leur « fétidité était telle qu'il y avait indication urgente à pratiquer fréquemment des injections désinfectantes. » L'auteur considère ce symptôme « comme une sorte de complication, à laquelle la maladie n'est peut-être pas étrangère ». Faisons toutefois remarquer que, comme nous le verrons bientôt, il y a vraisemblablement dans ces conditions coïncidence de la fièvre puerpérale et de la fièvre typhoïde, sinon même fièvre puerpérale toute seule, — et l'erreur est facile à comprendre à son époque.

Dans l'observation du docteur Delbecq (15 mars 1903) que nous relatons plus loin, il y a eu également de la fétidité des lochies, qui a fait porter au début le diagnostic d'infection puerpérale. Cette fétidité du reste a cédé à un curettage et aux injections intra-utérines. Ce n'est que la continuation de la fièvre après la cédation des phénomènes utérins, qui a permis de reconnaître que cette infection puerpérale n'était qu'une manifestation de l'état typhoïde de la malade.

Nous verrons le peu de valeur des lochies au point de vue microbiologique pour le diagnostic différentiel des suites de couches. Quoi qu'il en soit, elles restent sanguinolentes 8 à 10 jours, elles sont plus abondantes, brunâtres ou noirâtres et de plus longue durée que dans les cas normaux.

La *sécrétion lactée* apparaît-elle comme d'habitude dans les jours qui suivent l'accouchement, ou éprouve-t-elle au contraire quelques modifications ? Non seulement elle peut être troublée et retardée, mais encore nous devons nous demander si une accouchée, atteinte de fièvre typhoïde, peut nourrir son enfant. C'est là une question que Marfan a bien étudiée dans la *Revue d'Obst. et de Pædiâtrie* (Août-Sept 1902), et où nous avons puisé des données précieuses à ce propos.

Nous considérerons avec lui les deux cas suivants :

1° *La femme est en convalescence.* — Si la fièvre typhoïde a revêtu une forme moyenne, la mère a des chances d'allaiter son enfant avec succès. Marfan cite un cas de ce genre où l'affection était survenue au 7e mois de la grossesse et l'accouchement à terme.

Au contraire, la femme est-elle très affaiblie, il

faut déconseiller l'allaitement, d'autant plus que l'enfant est alors fréquemment frappé de débilité congénitale.

2° *La femme est en pleine maladie aiguë.* — Marfan est d'avis qu'il faut interdire l'allaitement, à moins d'affection légère et sans risque sérieux de contagion pour la mère. Il n'admet pas qu'on le permette systématiquement, comme le fait Roger qui n'a observé que deux cas de contamination sur cent avec la rougeole et l'érysipèle.

D'ailleurs, la fièvre typhoïde n'interrompt pas seulement la grossesse, elle porte aussi atteinte à l'établissement normal de la sécrétion lactée. Si alors, l'enfant naît vivant, mais débile, la mère ne pourra pas subvenir suffisamment à sa subsistance et l'exposera de plus au danger de contagion.

Il est certain que la fièvre typhoïde retarde tout au moins l'apparition du lait, lorsque la mère a été frappée, avant l'accouchement. Il vaut cependant mieux essayer l'allaitement, si la sécrétion mammaire n'est pas trop insuffisante, tout en isolant l'enfant le reste du temps et en pratiquant une antisepsie sévère du mamelon. On y joindra, au besoin, l'allaitement mixte. Et, chose curieuse, la mère arrive parfois à subvenir p[illegible]s tard, à elle seule, à la nutrition de l'enfant.

La fièvre puerpérale s'adjoint-elle à la fièvre typhoïde, ce n'est pas non plus pour Marfan un obstacle insurmontable, si elle est légère.

Enfin, Marfan fait remarquer encore que l'obstacle

à l'allaitement n'est pas toujours définitif : « on a vu, dit-il, la sécrétion lactée revenir plusieurs semaines après sa suspension ».

Il est parfois nécessaire de faire téter d'abord par un nourrisson vigoureux et sain. Comby cite un fait de ce genre où, après quinze jours d'alimentation au biberon, la succion, aidée de pressions sur la base du mamelon, parvint peu à peu à faire remonter le lait. Martin en cite même une autre où, après 5 mois d'interruption et en faisant téter au préalable un jeune chien pendant deux jours, la sécrétion lactée parvint à se rétablir et à suffire à l'enfant.

Quant à *la transmission de la fièvre typhoïde par le lait* de la nourrice, elle est peu probable. Si la mère allaite son enfant, on peut toujours invoquer la transmission intra-utérine ou la contagion par le milieu. Si c'est une nourrice mercenaire, il est toujours possible aussi d'accuser le milieu, surtout chez des êtres prédisposés comme les nouveau-nés à contracter toutes les infections.

Ces observations de Marfan sont très justes. Nous les trouvons en tous points confirmées par un article récent de M. Perret (De l'allaitement dans ses rapports avec les états pathologiques de la nourrice. Progrès médical, mai 1903).

Pour ce dernier, cette question est grosse d'intérêt, elle a une grande importance d'ordre social : « il n'y a pas bien longtemps, dit-il, lorsqu'une nourrice avait de la fièvre, immédiatement on la séparait de son nourrisson, redoutant pour lui l'absorption de mauvais lait. » L'auteur reconnait qu'il est facile de s'arranger dans les classes aisées, où la mère peut se faire remplacer par une autre nourrice. Mais pour les femmes du peuple, l'enfant est voué à l'allaitement au biberon et au sevrage précoce avec toutes ses conséquences funestes.

Il a donc cherché à faire autrement et mieux, dit-il, et pour cela, se trouvant dans les meilleures conditions possibles (chef de clinique adjoint dans le service d'isolement de la clinique Tarnier), il a eu l'occasion de faire de nombreuses expériences au sujet de toutes les maladies de la mère.

Dans tous ces cas, dont quelques-uns ont été vraiment sérieux et où même la vie de la mère s'est trouvée plusieurs fois en danger, « on avait laissé, dit-il, celle-ci nourrir seule son enfant, et on n'a jamais vu survenir aucun accident ».

« On peut donc, ajoute-t-il, on doit même, d'une façon générale, conseiller de ne point interrompre l'allaitement chez une femme qui se trouve atteinte d'accidents fébriles ». Il insiste également sur toutes les précautions à prendre pour éviter la contagion de l'enfant.

« En agissant ainsi, dit-il, on rendra un réel service, non seulement aux mères auxquelles on évitera les ennuis d'un sevrage prématuré, mais surtout aux enfants qui continueront à recevoir le lait maternel que tous nos efforts doivent tendre à leur conserver. »

II. — Fièvre typhoïde des accouchées

Nous avons surtout emprunté les détails qui vont suivre à l'article de Bonnaire (Presse Méd., 17 mars 1894) et au traité de Pathologie obst. de Vinay.

La fièvre typhoïde qui se déclare pendant le petit état puerpéral ou, si l'on veut, dans les suites de couches, présente pour nous un grand intérêt, en raison même de la difficulté qu'il y a souvent à la distinguer de la fièvre puerpérale. L'erreur est fréquente, d'autant plus que l'association des deux états morbides se rencontre quelquefois. Il y va dans ce cas de la responsabilité du médecin qu'on peut incriminer à tort des accidents d'infection : d'où l'énorme importance de la question.

Cazeaux, ayant rencontré rarement la fièvre typhoïde pendant la grossesse, dit qu'il l'a vue assez fréquemment dans les suites de couches. Carret la signale également, et la considère comme grave à cette époque.

Le début, d'après Cazeaux, est insidieux comme dans la fièvre puerpérale et, tout en remontant à la fin de la grossesse, l'infection ne se déclare que dans les quelques jours qui suivent l'accouchement, quelquefois le deuxième jour, d'autres fois même le huitième.

On s'aperçoit dès lors qu'on est en présence de la fièvre typhoïde, à des caractères qu'il est cependant assez difficile de bien préciser (sauf dans les cas types et ils sont rares), mais dont le seul vraiment certain n'est fourni que par le séro-diagnostic. Aussi faut-il analyser minutieusement tous les signes. Nous ne pouvons les apprécier qu'en les mettant en parallèle avec ceux de la fièvre puerpérale.

Symptômes et diagnostic pendant les suites de couches. — Cette étude a pour nous une grande valeur et il faut l'entreprendre le plus tôt possible, car on se trouve en présence d'une forme généralement grave de la pyrexie où le traitement utérin est au moins inutile et où le traitement médical doit être institué méthodiquement et les mesures prophylactiques prises d'une façon sérieuse.

D'abord, la notion d'accouchement récent a son importance. Si la femme vient d'accoucher, il est certain qu'on songera tout naturellement d'emblée à la fièvre puerpérale, et cela d'autant plus que, comme dit Vinay « ces formes d'infection tardive avec les pratiques de l'asepsie, sont peut-être plus fréquentes qu'autrefois » et « qu'il est fréquent également, comme le fait remarquer Lepage, d'observer de nos jours des septicémies puerpérales atténuées, bien différentes des formes graves de jadis par leur début, leur intensité et leur gravité ».

Quels sont les symptômes différentiels qui s'offrent à notre examen ?

La *température*, jusque-là normale, s'élève tout à coup, l'état général s'aggrave, et cependant, si l'on cherche du côté des organes génitaux, on ne trouve aucun signe qui puisse expliquer l'ascension de la courbe thermique. De plus cette courbe thermique, si nous la suivons attentivement, va nous fournir des données précieuses ; au lieu des grandes oscillations sans régularité et succédant à un frisson violent qui caractérisent la fièvre puerpérale, elle prend ici d'ordinaire, au bout du 3e ou du 4e jour, la forme d'un plateau d'hyperthermie excessive sans rémissions, dont la descente est également progressive (lois de Wunderlich).

Le *pouls* est moins en rapport avec l'élévation de la température que dans la fièvre puerpérale, où il est toujours mauvais et au moins proportionnel à l'ascension thermique, et on le trouve souvent dicrote ou même polycrote, « caractère que ne possède aussi nettement, dit Lorain, aucune autre maladie ».

Les *taches rosées* n'ont rien de pathognomonique ; on sait en effet que la fièvre puerpérale s'accompagne parfois d'exanthèmes capables de les simuler et il faut les attendre, du reste, jusque vers le 8e jour.

Les *symptômes abdominaux* n'ont guère plus de valeur, du moins au début. Ils sont alors nuls, on rencontre même plutôt de la constipation que la diarrhée ocreuse et fétide de la fièvre typhoïde, et d'ailleurs le volume de l'utérus empêche la recherche du gargouillement iléo-cæcal, commun d'ailleurs à toutes les diarrhées.

Quant à la *stupeur*, on ne peut rien augurer non plus de son existence, « toute suppuration latente en un point quelconque de l'organisme, dit Hervieux, étant susceptible de déterminer un état typhoïde très prononcé ». Elle est pourtant d'ordinaire plus ou moins marquée dans la fièvre typhoïde, avec délire plus ou moins bruyant, alors que dans la fièvre puerpérale la malade conserve fréquemment sa connaissance jusqu'à l'issue fatale.

Les autres signes qui complètent le facies typhique, pâleur du visage, fuliginosités des lèvres et de la langue, qui devient sèche et rôtie avec bords rouges et humides, n'en disent pas davantage.

Pour ce qui est des lochies, elles sont habituellement sans odeur dans la fièvre typhoïde.

Le diagnostic, malgré les données de la température et du pouls, n'est donc pas facile jusqu'à présent. Cependant, dit Vinay, « si l'accouchement a été régulier, s'il n'existe aucun cas de fièvre puerpérale dans le voisinage, si les lochies ne sont pas fétides et si l'involution utérine se fait bien, si le gonflement des seins n'a subi aucune modification, si le début a été insidieux, sans malaise brusque, sans frissons, sans douleurs dans le bas-ventre, il y a de fortes présomptions en faveur de la fièvre typhoïde. »

Qu'on y ajoute encore, avec cela, la céphalalgie assez fréquente, les épistaxis, les bourdonnements d'oreille, et de plus le vertige, le pouls dicrote, et bientôt les oscillations régulièrement ascendantes de la température, — et nous pourrons dire aussi que les présomptions s'affirment davantage. »

Nous insistons ici tout spécialement sur le *frisson* violent et suivi de sueurs profuses, qui apparaît vers le troisième jour lorsque la femme est infectée et qui, avec l'état des lochies et la température, a déjà une grande valeur diagnostique. Dans la fièvre typhoïde au contraire, il s'agit rarement d'un frisson intense et unique, mais le plus souvent de petits frissons plus ou moins répétés dans les premiers jours.

Nous voyons donc qu'il existe des différences assez sensibles dans quelques-uns des signes généraux. Mais il est facile de comprendre maintenant que c'est à l'*appareil génital* avant tout, qu'il faudra s'adresser : lui seul peut nous fournir des notions exactes. On se rendra compte s'il y a de la tuméfaction et des symptômes douloureux au niveau des culs-de-sac, du corps utérin et des ligaments larges. « Cet examen s'impose, dit Bonnaire, toutes les fois que les accidents s'éloignent du type habituel des symptômes qui accompagnent l'infection à point de départ utérin. »

Naturellement on pensera surtout à l'utérus et à ses annexes, mais on ne négligera pas non plus la vulve et le vagin, qui peuvent être également lésés et donner lieu à leur tour à l'infection.

Nous trouverons cependant des données très utiles dans les nouveaux procédés de recherche, basés sur l'examen du sang, des urines et des matières fécales. De publication toute récente, ils ont déjà acquis une grande valeur et permettent souvent de porter un diagnostic précoce ; — nous les étudierons bientôt.

Le diagnostic, dans le cas actuel, n'est pourtant pas facile de prime-abord et, pendant quelques jours au moins, les erreurs commises sont fréquentes.

Causes d'erreur. — Bonnaire en signale deux, où la fièvre puerpérale peut être confondue avec la fièvre typhoïde.

a) Dans un premier ordre de faits, on se trouve en présence d'un *avortement méconnu*. Il dit avoir vu à la Pitié « des pièces anatomiques provenant d'une femme qu'on avait considérée comme atteinte de fièvre typhoïde, qui aurait débuté par des épistaxis utérines abondantes et prolongées. L'autopsie montra qu'il s'agissait d'un avortement des deux premiers mois, avec infection putride causée par la rétention partielle de l'arrière-faix.

b) « D'autres fois on trouve, dit-il, à l'autopsie une grosse rate et des plaques de Peyer tuméfiées et ramollies. Malgré l'absence d'ulcérations intestinales et d'hypertrophie des ganglions mésentériques, on porte volontiers le *diagnostic rétrospectif* de fièvre typhoïde, comme si les lésions ne pouvaient être dues qu'au bacille d'Eberth. »

c) A un autre point de vue, plus grande encore sera la difficulté, si l'on se rappelle qu'il existe une *forme typhoïde de la phlébite infectieuse*. Siredey insiste sur ce point et fait remarquer que cette difficulté est surtout marquée dans les cas où les commémoratifs font si souvent défaut. Dans les deux types, ataxique et adynamique, les signes sont en effet sensiblement les mêmes, et l'on ne peut guère se prononcer d'une façon vraiment affirmative.

Ce n'est que vers la fin du premier septénaire que la situation se précise, avec la diarrhée, les taches rosées, l'hypertrophie de la rate, la stupeur, la surdité et l'examen réfléchi et répété de toutes les notions précédentes. Nous devons cependant ajouter qu'il arrive souvent à ce moment, que les deux états morbides dont nous parlons s'associent, et leur séparation clinique devient alors bien difficile. Aussi comprenons-nous que le professeur Pinard conseille de toujours se comporter comme si l'utérus était en cause, et par conséquent, l'urgence qu'il y a dans ce cas à pratiquer une antisepsie minutieuse et suivie.

Quant à l'examen bactériologique des lochies, nous ne pensons pas avec le Pr Pinard qu'il puisse rendre possible le diagnostic d'infection puerpérale, contrairement à l'avis de Doléris. Nous citerons avec lui à l'appui de cette opinion, que les recherches de Marmorek à la Clinique Baudelocque lui ont toujours permis de déceler au niveau du col des microbes pathogènes, même en l'absence de tout accident.

d) Nous avons vu que la fièvre puerpérale pouvait exister en *concomitance avec la fièvre typhoïde*, et les difficultés qui peuvent en résulter pour le diagnostic. Mais n'y a-t-il pas des cas où cette dernière lui donnerait elle-même directement naissance, ou tout au moins déterminerait des conditions favorables à son éclosion ? C'est ce que se demande Vinay, et c'est ce qu'il essaie de résoudre.

e) Certains accoucheurs ont émis cette opinion de la *création directe* de la fièvre puerpérale par le bac. d'Eberth, et sont convaincus qu'il y a danger pour une accouchée d'être soignée par un médecin qui a l'occasion d'observer en même temps des fièvres typhoïdes. Fritch de Breslau, Gusserow de Berlin, ont signalé l'apparition de petites épidémies de fièvre puerpérale comme la conséquence d'angines diphtériques survenues dans le voisinage. Döderlein a même accusé une simple ophtalmie traumatique.

« La question, dit Vinay, paraît donc complexe, d'autant plus que certains accidents puerpéraux peuvent être dus à tout autre microbe que le streptocoque : staphylocoque, colibacille... ».

Sur le premier point, c'est-à-dire la création directe de la fièvre puerpérale, on est d'accord pour affirmer la négative. Le bacille typhique est trop différent du streptocoque par sa forme et ses propriétés pour donner lieu à la fièvre puerpérale qui résulte de ce dernier.

f) Mais si l'on s'en tient à la seconde hypothèse, celle de la *prédisposition* qu'il détermine à l'infection puerpérale, tous les accoucheurs cette fois sont unanimes à reconnaître l'association possible des deux agents pathogènes et l'urgence qu'il y a à pratiquer dans ces conditions une antisepsie des plus rigoureuses.

En tout cas, d'après ce qui précède, on voit que le pronostic à ce point de vue particulier est d'ordinaire sérieux, et il en est encore ainsi malheureusement, quel que soit le traitement adopté. La mort survient dans le tiers des cas, d'après Vinay. Ce n'est pas l'opinion de Cazeaux, pour qui l'affection typhique serait « moins grave que dans les conditions ordinaires de la vie », mais qui avoue se baser sur des faits trop peu nombreux pour conclure d'une façon formelle à la bénignité dans ces conditions.

Quelles sont les causes de cette aggravation? Vinay accuse les douleurs de la parturition, le traumatisme qui l'accompagne, l'hémorrhagie de la délivrance, diminuant la résistance organique chez une malade dont le système nerveux est déjà si impressionnable et prédisposant de ce fait à l'infection. Le danger augmente encore avec l'apparition de la fièvre puerpérale, qui peut venir aggraver aussi le pronostic.

Quant au traitement, il ne diffère en rien de ce qu'il est avant l'accouchement, malgré les lochies, l'involution utérine, le gonflement des seins et même les complications septicémiques. C'est dire que les bains froids sont indiqués. Les inflammations utérines ou périutérines localisées, de même que la péritonite circonscrite, ne s'y opposent pas. Il n'y a que la péritonite généralisée qui détermine leur contre indication (à part bien entendu les contre-indications classiques créées par la myocardite et l'hémorrhagie intestinale).

On les modifiera toutefois suivant la résistance de la malade. Tout dépend du tact et de l'expérience du médecin, dont l'ingéniosité remplace ici le rôle méthodique et pour ainsi dire invariable du traitement classique.

g) Il est cependant encore une affection à laquelle il faut songer, lorsqu'on se trouve en face d'une accouchée qui présente de la température : c'est la *fièvre de constipation*. M. Oui a spécialement appelé notre attention sur ce sujet dans un article publié dans l'*Écho médical du Nord* (26 juillet 1899).

La stercorémie, pour lui, se distingue en général de l'infection puerpérale par l'apparition tardive de la fièvre (du 7e au 11e jour), tandis que dans la fièvre puerpérale, c'est du 2e au 4e. De plus, on constate que les organes génitaux sont intacts, que l'involution de l'utérus est régulière ; au contraire, le cæcum et l'S iliaque sont tuméfiés et douloureux. Même dans certains cas où la malade a des selles quotidiennes, il est important de s'assurer s'il n'existe pas de constipation, la malade ne pouvant alors vider son intestin que par regorgement.

Il est bien évident que nous ne parlons pas ici de la *fièvre de lait* des anciens auteurs, puisqu'en réalité elle ne correspond pas à un état morbide particulier.

DIAGNOSTIC PENDANT LE TRAVAIL

Nous venons de voir que le diagnostic est souvent difficile à poser d'emblée pendant les suites de couches, et qu'il nécessite fréquemment un examen approfondi et répété. Peut-on, dès lors, songer à le faire pendant le travail où, comme nous allons le dire, se déclare parfois déjà l'infection puerpérale?

Certains auteurs ont étudié cette question, entre autres Vinay que nous avons consulté à ce propos (La fièvre du travail, *Bulletin méd.*, 1899). Pour lui, la *fièvre du travail*, en tant que simple élévation thermique due à l'exagération des efforts musculaires, est exceptionnelle, par suite de l'intermittence des contractions utérines et de la déperdition rapide de cet excès de chaleur. Il n'y en a pas moins, ajoute-t-il, une fièvre des parturientes : la température rectale nous montre en effet que « 3 à 4 % d'entre elles peuvent être considérées comme fébricitantes[1] ».

Deux formes sont susceptibles de se présenter. La première, et c'est la plus fréquente, se traduit seulement par une légère élévation thermique, avec réaction générale insignifiante. D'autres fois, au contraire « on se trouve en face de formes qui, d'emblée, revêtent une allure symptomatique sévère, la température marque au moins 40° et l'état général est profondément troublé, avec frissons, vomissements, anxiété, ralentissement du travail... »

Ces symptômes indiqueraient, pour Vinay, une intoxication profonde et hâtive, et leur origine serait par lui une infection des voies génitales, causée d'ordinaire par une rupture prématurée des membranes et un travail prolongé ou même, avec œuf intact, par de simples éraillures du col ; ce n'est en effet que, dans certains cas, qu'on peut incriminer le réveil de foyers latents, et d'ailleurs ils exigent pour se produire « une incubation de 2 à 3 jours, comme la septicémie puerpérale ordinaire ».

Cette fièvre du travail admise, peut-on en faire le diagnostic d'avec, la fièvre typhoïde? Il n'est guère possible d'y arriver de prime abord.C'est une septicémie. avons-nous dit : par conséquent, les frissons, les vomissements, le facies grippé, le pouls filiforme et accéléré, l'élévation thermique, sont déjà un bon signe en sa faveur. De plus, deux symptômes la caractérisent tout spécialement, d'après Vinay : les contractures douloureuses de l'utérus et le ralentissement du travail. C'est la règle avec le streptocoque, qui frappe le globe utérin et modifie son fonctionnement. Lorsqu'on a affaire au bacille typhique au contraire (comme pour la variole, la pneumonie, etc., etc.), l'accouchement est généralement accéléré et sa terminaison rapide.

Ces signes ont donc leur importance, et il faut les connaître ; mais il est évident qu'il ne sera pas possible de se prononcer formellement d'emblée : la question, d'ailleurs, rentre alors dans les suites de couches, et le diagnostic nécessite naturellement les mêmes recherches qu'à cette période.

DIAGNOSTIC PENDANT LA GROSSESSE

Nous venons de voir l'importance du diagnostic pendant les suites de couches. C'est là le point capital du diagnostic, et c'est le plus souvent dans ces conditions que l'hésitation sera possible, et qu'il faudra mettre en œuvre tous les moyens d'investigation dont on dispose pour éviter l'erreur.

Cependant la question se pose parfois au cours de la grossesse. « La femme, dit Bonnaire, peut être alors atteinte d'une fièvre spéciale sans caractères cliniques bien tranchés, décrite d'abord par Burns, puis étudiée par Tarnier et Budin sous le nom de « fièvre propre aux femmes enceintes ». Les signes sont, d'après lui, ceux d'une fièvre typhoïde légère : hyperthermie, céphalée, insomnie, amaigrissement. « On ne peut, dit-il, éviter l'erreur que par l'observation prolongée et en étudiant la courbe thermique coïncidant avec l'absence de taches rosées. »

Mais si Tarnier et Budin ont affirmé l'existence d'une affection propre aux femmes enceintes et si Bonnaire semble l'admettre, il est cependant des observations nombreuses qui permettent de douter de sa réalité ; elle ne repose sur rien de précis et elle a des ressemblances si marquées avec des états quelquefois difficiles à élucider ou avec la fièvre typhoïde légère, qu'on ne peut vraisemblablement en faire une entité morbide, particulière aux femmes enceintes.

Dans un article récent (*Bulletin Médical*, 7 mars 1903), M. le professeur Pinard est revenu sur la question, au sujet d'un cas resté longtemps douteux et dont on finit pourtant par trouver la cause. Il dit avoir vu un grand nombre de femmes atteintes de fièvre pendant leur grossesse et à toute époque de celle-ci, sans qu'il y ait eu cependant une seule fois à poser le diagnostic de fièvre essentielle.

Toujours on a décelé la cause. Toujours donc il faut la chercher, car c'est le seul moyen d'instituer une thérapeutique éclairée et efficace. C'est ainsi qu'à propos du cas précité, on est arrivé à connaître l'origine des accidents : « Une laparotomie, dit-il, découvrit et permit d'extirper un ovaire rempli de pus ; » et il ajoute humoristiquement : « Voilà quelle était sa fièvre de grossesse ! »

« Il ne peut donc s'agir, dit-il, d'une action directe; les découvertes de la pathogénie des maladies infectieuses, de même que les progrès de l'analyse clinique, montrent de plus en plus le rôle effacé et secondaire de la gestation sur la production de la fièvre ».

C'est qu'en effet, en pratiquant un examen approfondi, on pourra toujours déceler une de ces affections abdominales sur lesquelles il insiste et que les anciens auteurs ignoraient : appendicite, tumeurs de l'ovaire ou de la trompe dont le pédicule se tord, cholécystite, etc., etc., capables de donner lieu à un état fébrile pendant la grossesse.

On songera aussi aux autres affections possibles, chez la femme enceinte comme chez tout autre : tuberculose, fièvre rémittente, et même les fièvres aseptiques : fièvre nerveuse, fièvre par intoxication non microbienne, etc., etc., dont elle n'est pas non plus à l'abri.

Mais il n'en existe aucune qui lui soit propre et dont elle ait le monopole : « Il n'y a pas plus de fièvre essentielle pendant la grossesse, dit M. Pinard, que de péritonite spontanée » ; il doit toujours y avoir une cause, et cette cause il faudra la chercher avec patience et ténacité.

Tarnier, d'ailleurs, ne se base sur aucun signe précis : il note seulement l'absence de taches rosées, de météorisme, de diarrhée, la conservation de l intelligence, l'amaigrissement .. tous signes qui ne peuvent nullement caractériser une affection spéciale, et dont il n'est du reste pas bien certain lui-même, tout en croyant à sa réalité : « Ces états fébriles, dit-il, sont peut-être multiples et n'offrent pas de symptômes caractéristiques... On peut donc mettre en doute leur existence comme entité morbide... »

Vinay, après lui (1894), discute leur réalité et admet que « la grossesse n'agit, en quelque sorte, que de seconde main et par l'intermédiaire de maladies spéciales et individualisées ».

Nous n'insisterons donc pas davantage pour prouver qu'il n'existe pas de fièvre de grossesse, et nous conclurons que, si le diagnostic est quelquefois malaisé, s'il peut y avoir chez la femme enceinte d'autres affections simulant la fièvre typhoïde et souvent difficiles à caractériser, il n'y a cependant pas chez elle de maladie spéciale : le diagnostic présente les mêmes difficultés qu'en dehors de la grossesse, et les maladies à rechercher sont absolument les mêmes dans les deux cas.

NOUVEAUX PROCÉDÉS DE DIAGNOSTIC

Nous avons emprunté à ce propos au cours de M. Surmont (Pathol. Int. 1903) et au précis de Collet (Path. I. Édition 1903).

A. Recherche directe du bacille d'Eberth

1° *Matières fécales.* — Ce procédé n'est guère pratique. D'abord le coli bacille ressemble beaucoup au bacille d'Eberth. De plus, un certain nombre d'individus bien portants ont du bacille d'Eberth dans leur intestin. De plus encore, on n'y rencontrerait le bacille typhique que vers le 10e jour, au moment de l'ulcération des plaques de Peyer, et il est d'ailleurs très difficile à isoler.

M. Chantemesse a cependant fait connaître un moyen de le déceler plus facilement : c'est ce qu'il a appelé le gélo-diagnostic. On isole des grumeaux où se trouve le bacille et on les ensemence sur gélose avec acide phénique et tournesol.

2° *Urines.* — Ce procédé est plus rigoureux. Bouchard, Leitz, Neumann y admettent la présence possible du bacille. Besson l'y a recherché chez 33 typhiques : il conclut que le bacille d'Eberth apparaît dans les urines uniquement lorsque celles-ci sont albumineuses (et nous avons vu que cette condition est assez fréquente chez la femme enceinte), et seulement dans 40 °/₀ des urines à albumine ; il faut au moins 1 gr. d'albumine, et le bacille disparaît avec elle.

3° *Sang*. — On admettait jusqu'en ces derniers temps qu'il fallait être vers le 8ᵉ jour pour y rencontrer le bacille d'Eberth, c'est-à-dire au moment de l'apparition des taches rosées. On avait même voulu voir dans celles-ci des embolies microbiennes : Neuhauss y avait trouvé le bacille 9 fois sur 15 ; mais Besson, ayant examiné 54 taches sur 19 malades, ne l'y aurait décelé qu'une fois.

Le diagnostic pourrait cependant être fait d'une façon précoce : en mettant en culture des quantités notables de sang, on y a constaté la présence du bacille typhique. Le sang de la piqûre du doigt ne suffit donc pas d'ordinaire. Le bacille siège de préférence dans la rate, et on peut avoir là une notable quantité de sang. Mais il faut pour cela faire une ponction dans l'organe avec une aiguille aspiratrice, et il y a danger, car le parenchyme peut se déchirer et donner lieu à un épanchement intra-abdominal très grave.

Courmont (15 janvier 1902), a pourtant réussi à mettre le bacille en évidence dès les premiers jours en ensemençant 3 cc. de sang d'une veine du pli du coude dans 500 cc. de bouillon. Il obtint ainsi en 24 heures une culture pure de bacilles d'Eberth. Pour lui et pour Lesieur, on trouverait même toujours le bacille d'Eberth dans le sang dès le cinquième jour, pourvu que l'on prenne au moins 5 cc. de sang.

Ce serait donc là un moyen très utile pour faire le diagnostic précoce, toutes les fois que le séro-diagnostic est encore négatif (Collet).

B. Séro-diagnostic

Cette méthode (basée sur les propriétés des toxines microbiennes) est très précieuse. Elle a acquis, depuis l'importante communication de Widal (Soc. méd. des hôpitaux, 26 juin 1896), une grande valeur diagnostique. Grâce à elle, on peut en effet affirmer maintenant d'une manière presque absolue que l'on a affaire à la fièvre typhoïde, les autres microbes qui produisent aussi cette réaction, le colibacille notamment, pouvant être pour ainsi dire complètement négligés.

Nous savons que la méthode de Widal consiste à prendre du sang d'un individu atteint de fièvre typhoïde, à en séparer le sérum et à le mélanger avec une culture de bacilles d'Eberth de 24 heures. Ces derniers perdent leur mobilité, se prennent en masse et tombent au fond du verre à expérience, la culture se clarifie : il y a agglutination.

En pratique pourtant, il est plus facile et plus rapide d'examiner au microscope, au bout d'une heure ou deux, une culture dans laquelle on a ajouté pour 10 gouttes 1 goutte de sérum : le même phénomène se produit. On noterait de plus, dans les fortes réactions, que les bacilles se raccourcissent, deviennent granuleux et à contours diffus.

Il serait même possible de pousser plus loin encore les investigations, et d'aller jusqu'à rechercher le degré d'agglutination de ces différents milieux. Cette recherche aurait aussi sa valeur, puisqu'on a voulu voir une relation entre l'intensité de la réaction agglutinante et la gravité de l'affection : c'est ce qu'on a appelé le *séro-pronostic*.

Le pouvoir agglutinatif suit en effet une courbe légèrement ascendante pendant la maladie, puis il subit une ascension brusque au moment de la convalescence : ce qui aurait son importance au point de vue de la guérison, comparé à la courbe thermique. On ne peut dire toutefois, comme le fait remarquer Besson, que cette réaction donne des renseignements certains pour le pronostic, car on la rencontre également dans certains embarras gastriques mal définis. Elle est cependant très marquée dans les cas de fièvre sévère, et il faut en tenir compte dans le pronostic.

Pour la chercher, on dilue 1 goutte de sérum dans 10 gouttes de bouillon. On met chacune des gouttes de ce nouveau mélange dans une série de godets renfermant 10, 20, 30 gouttes de culture de bacilles. Suivant le résultat, il y a agglutination au 1/10e, au 1/20e, au 1/30e....

Pour l'agglutination, on peut même préparer une culture extemporanée, en projetant dans du bouillon une certaine quantité de culture sèche de gélose. Quant au sang pur, il masquerait la clarification par son opacité.

On admet généralement que la séro-réaction existe

d'une façon constante le huitième jour, le septième souvent ; on a pu l'observer le troisième jour. Nous avons vu qu'elle traduit l'effort que fait l'organisme pour se défendre. Elle persiste longtemps encore après la guérison, et à un degré invariable : on l'a rencontrée un an et plus après la maladie.

Le sérum seul des typhiques y donne lieu, du moins en si petite quantité ; il faudrait en effet beaucoup de sérum normal pour la produire.

Mais ce n'est pas dans le sang seul qu'on trouve la réaction de Widal. On l'obtient aussi avec la sérosité d'un vésicatoire, le lait, les larmes, la salive, etc., etc., ce qui peut encore avoir sa valeur pendant l'état puerpéral. Il en est ainsi, pour le lait par exemple, des observations de Castaigne (Paris 1897), de Courmont et Cade (Lyon 1899), d'Achard et Bensaude, de Thiercelin et Lenoble ; et Mossé, d'ailleurs, a noté la même réaction dans le colostrum des typhiques.

Ces sécrétions, cependant, doivent être peu abondantes, et encore le résultat n'est pas constamment positif.

La méthode de Widal, si elle peut aider quelque peu au pronostic, a encore une autre valeur au cas particulier des suites de couches : « c'est de dégager, dit Vinay, la responsabilité de l'accoucheur. » On est en effet, remarque-t il, habitué à considérer les suites de couches comme devant être aseptiques, bien que dans certains cas, les agents d'infection puissent parvenir à l'utérus par une tout autre voie : c'est ainsi qu'on les rencontre dans le sang avant l'accouchement et même parfois quelques jours après, sans être pour cela en droit d'affirmer qu'il y a infection utérine.

La réaction de Widal acquiert donc, au point de vue du diagnostic, une valeur incontestable. Lepage cite, dans les Comptes-rendus de la Soc. obst. de juillet 1899, plusieurs observations où le séro-diagnostic a été fait, et où, sans lui, on aurait méconnu la pyrexie en cause. A la même séance, Le Gendre relate un cas où des accidents infectieux déclarés au 8e jour, ont pu être rattachés à une fièvre typhoïde grave, grâce à la séro-réaction. Doléris dit en avoir observé deux cas en 1898, et Pinard également déclare avoir ainsi rectifié deux fois le diagnostic d'infection.

Nous n'insisterons donc pas davantage pour prouver l'efficacité de cette méthode si précieuse et appelée à jouer un si grand rôle. Disons cependant tout de suite que le séro-diagnostic est à rechercher, non seulement chez la mère, mais encore chez le produit de conception.

Chez l'enfant, la question prête pourtant à controverse : s'il est des faits positifs, il est aussi des faits négatifs, et il n'est guère possible de s'entendre à ce point de vue.

D'une part, Widal a trouvé la séro-réaction dans le sang du cœur d'une lapine inoculée : Chambrelent (Bordeaux 1896), chez un enfant venu à 8 mois et au premier septénaire de la maladie ; Maussé et Daunic (Paris 1897), Mossé et Frenkel (Paris 1899), l'ont également observée ; Landouzy et Charrin l'ont constatée chez un nourrisson sain, dont la mère avait eu la fièvre typhoïde.

D'autre part, Achard et Bensaude n'ont pu l'obtenir chez le lapin. Etienne (Presse Méd., Sept. 1896) ne l'a pas rencontrée chez un embryon de 4 mois 1/2, alors que le sang de la mère était agglutinant. Charrier et Appert (Nov. 1896), n'ont pas eu plus de succès chez un fœtus de 3 mois, dont cependant le placenta macéré donnait lieu à l'agglutination. Fochier (de Lyon) l'a également vu manquer dans un cas.

Quoi qu'il en soit, on s'accorde généralement à admettre que le pouvoir agglutinant n'est pas transmis de la mère au fœtus : le sang serait filtré à travers le placenta, et le sérum y perdrait ses albuminoïdes, nécessaires à la réaction.

C. *Diazo-réaction.* — Les urines peuvent encore nous permettre d'utiliser un procédé dû à Erlich et qui consiste dans une réaction spéciale qui donne une teinte rose, en mélangeant parties égales d'urine et de réactif (fixation de sulfo-*diazo*-benzol sur une substance inconnue que contient l'urine des typhiques).

Cette réaction manquerait très rarement dans la fièvre typhoïde. Elle apparaîtrait du deuxième au sixième jour, son intensité serait parallèle à la courbe générale de la température, et elle cesserait avec la fièvre pour revenir avec les rechutes, sans subir l'influence des complications.

D. *Examen du sang.* — Nous savons qu'il y a diminution des leucocytes à la période d'état : ceci est dû à la lutte de ces derniers contre l'envahissement des bacilles, et prouve que beaucoup de défenseurs sont sacrifiés ; par contre, ils doivent reprendre leur taux normal, quand la maladie évolue vers la guérison.

Mais ce signe a peu de valeur : car il est commun à toutes les infections.

PRONOSTIC

Si nous en venons à présent au pronostic, nous comprenons, vu les détails nombreux que nous avons cités, qu'il doive être d'ordinaire très réservé au cours de la fièvre typhoïde.

Pour la mère comme pour l'enfant, on ne peut rien affirmer. Une affection légère peut amener l'expulsion intempestive du produit de conception, et nous avons insisté sur le danger d'infection streptococcique, surtout à craindre dans ces conditions. De plus, les complications diverses, inhérentes à la grossesse ou à la pyrexie elle-même, se surajoutent souvent l'une à l'autre et viennent jeter encore leur note sombre dans le pronostic, déjà si sévère.

Nous savons que la mortalité maternelle est de 1/10e après l'avortement, et nous savons aussi combien ce dernier est fréquent. Mais il est un facteur dont il faudra tenir grand compte : ce sont les complications, dont nous avons parlé longuement en traitant de l'influence de la grossesse sur la fièvre typhoïde.

Nous puiserons à ce propos des données précieuses dans l'étude de la courbe thermique qui sera double (avant et après le bain), dans celle du pouls où les pulsations doivent être inférieures à 110, régulières et bien frappées, et dans celle des urines où l'on notera également l'albumine, la toxicité, etc., etc.

Mais, si les complications immédiates sont toujours à craindre, il en est d'autres (chez la femme enceinte tout particulièrement), qui appellent aussi toute notre attention et sur lesquelles nous ne saurions trop insister. C'est ainsi que le cœur pourra faiblir tôt ou tard, le rein lui-même traduire son insuffisance, et il faudra toujours y songer à l'avenir. Il est cependant un point de vue tout spécial, auquel nous devons nous placer. La malade, en effet, est dans un état de faiblesse très prononcée, les rechutes sont à redouter, et cet état de dépression n'est pas sans influer beaucoup sur la convalescence, souvent longue à s'effectuer.

C'est alors que des accidents peuvent survenir dans un organisme dont la résistance est très diminuée, et cela à échéance plus ou moins éloignée. Et il n'y a rien d'étonnant dès lors, pour prendre un exemple entre autres, que la *tuberculose* vienne élire domicile sur ce terrain si bien préparé à son éclosion et s'y développer, malgré la croyance de certains auteurs à l'antagonisme de ces deux affections.

Laënnec en avait d'ailleurs parfaitement reconnu la possibilité et le danger, comme du reste à la suite de toute fièvre grave : « Il n'est pas très rare, dit-il, que la tuberculose débute, ou tout au moins devienne cliniquement appréciable, dans la convalescence de la fièvre typhoïde, et il semble, ajoute-t-il, que dans un très grand nombre de cas, cette tuberculose prenne l'allure aiguë. » Nous pourrions citer encore, à l'appui de cette opinion, le cas de Macdonell (Philadelphie, 1892).

La convalescence sera donc l'objet des plus grands soins, et l'on ne devra se départir que petit à petit et à coup sûr, de la surveillance attentive et rigoureuse que comporte toujours le traitement de la fièvre typhoïde.

Nous verrons, au sujet du traitement, l'influence heureuse qu'exercent les bains pour prévenir ou diminuer ces complications, de même que pour abaisser la mortalité, qu'ils font tomber de 17 à 6 %.

Il est encore un point sur lequel il nous semble utile d'insister, concernant le pronostic : c'est sur la valeur que revêt dans ce cas la courbe thermique. Roger y attache une grande importance. Pour lui, elle renseigne sur l'évolution du processus, sur le développement et parfois sur l'imminence des complications. C'est ainsi qu'on l'a vu plusieurs fois baisser au moment où apparaissait une 2e infection, une pneumonie par exemple.

De même encore, elle pourra nous renseigner sur une rechute ou un accident de la convalescence, nous indiquer que l'alimentation est trop abondante ou le travail trop fatigant. « Elle réglemente donc, dit Roger, pendant la convalescence les soins hygiéniques. »

Quant à l'*enfant*, sa mort dans les 2/3 des cas environ à la naissance, et pour les survivants la mort des 3/4, nous disent assez combien est à craindre pour lui l'action pernicieuse de la fièvre typhoïde, d'autant plus encore que si le traitement modifie l'affection maternelle et en fait baisser la mortalité, le produit de conception au contraire n'en bénéficie que d'une façon tout à fait restreinte : la mortalité ne diminue pour lui que de 65 à 55 °/₀. Il se trouve donc voué à la mort dans la majorité des cas, quoi qu'on fasse, ou s'il survit, à des accidents d'ordre nerveux, dont nous parlerons en étudiant la fièvre typhoïde fœtale.

Les séries heureuses, à ce propos, sont loin d'infirmer la règle. C'est ainsi que tout récemment, 18 juin 1903, Chambrelent (de Bordeaux) rapportait à la Société d'Obstétrique de Paris, 5 observations de ce genre : tous les enfants étaient nés vivants, ils avaient alors de 2 ans 1/2 à 12 ans et ne présentaient aucune tare, ni physique, ni intellectuelle.

L'auteur avait « tenu à rapporter ces faits, parce qu'ils étaient, disait-il, en contradiction avec les opinions classiques », et il concluait que si l'accouchement se fait dans le 1er septénaire de la fièvre typhoïde, il n'existe pas de tare chez l'enfant.

Dans la même séance, M. Bar ne conteste pas ces faits. Mais il ajoute qu'il y a deux éléments à considérer : l'intensité de la fièvre et l'époque de la grossesse ; l'enfant est plus souvent atteint quand il y a hyperthermie et gestation au début. Dans les cas précités, la fièvre typhoïde était survenue quatre fois près du terme.

M. Budin insiste également sur la question de l'âge

de la gravidité. « Il connait, dit-il, quelques exemples de fièvre typhoïde, ayant eu pour effet la naissance d'enfants qui sont morts ultérieurement, d'hydrocéphalie par exemple. »

La question en reste donc au même point pour l'enfant, et son sort est toujours précaire dans la fièvre typhoïde survenant pendant la grossesse, qu'il soit voué à la mort ou à des accidents ultérieurs à sa naissance.

TRAITEMENT

Quel est maintenant le traitement de la fièvre typhoïde ? Nous devons l'envisager aux trois points de vue : prophylactique, médical, obstétrical.

1° La femme enceinte doit d'abord, plus que tout autre, *se soustraire à la contagion*. L'état spécial où elle se trouve de par sa grossesse, la met dans des conditions d'infériorité organique et, telles, qu'elle est plus susceptible encore à toutes les causes de contamination ; nous ne croyons pas qu'il soit nécessaire de nous y appesantir davantage.

2° Pour ce qui est du *traitement médical*, nous n'aurons pas besoin d'y insister non plus, sauf sur certains points, si nous disons qu'il est le même qu'en dehors de la gravidité : hygiène, régime, médication, bains froids ou tièdes, etc., etc.. Nous ferons remarquer toutefois qu'il vaut mieux ne pas employer la *quinine* pendant la grossesse, en raison du rôle ecbolique qu'on lui a attribué, pas plus que l'ergotine, l'acide salicylique et les salicylates, — excepté pourtant dans les cas très graves. Rousseau a bien mis en évidence, dans sa thèse, cette influence possible. On emploiera de préférence l'alcool, l'antipyrine et le benzonaphtol.

Quant à l'accusation portée contre la quinine, de nuire au nourrisson en passant dans le lait, nous ne la croyons pas fondée; Burdel lui a cependant attribué la mort de l'enfant dans 10 cas sur 119 observations. Nous ne contestons pas le passage de la quinine dans le lait : M. Oui (*Annales de Gynécologie*, nov. 1892), l'a, en effet, démontré et dosé, mais à raison de 0.002 à 0.003 au plus pour 100 cc. de lait après l'absorption de 0.75 à 1 gr. du médicament, administré en une seule dose, et seulement dans la première tétée. Cette dose est par conséquent insignifiante, et nous ne pensons pas avec M. Oui, qu'il y ait aucun inconvénient à l'administrer dans ces conditions, même à haute dose.

D'ailleurs dans les expériences de Burdel, M. Oui a bien fait voir qu'il faut tenir compte de deux éléments qui ont ici une grande importance : la santé de la mère et le moment de l'absorption (à jeun ou pendant les repas). Nous n'en sommes plus, en effet, comme il le dit, à ignorer le passage dans le lait des nombreux microbes qui transmettent les maladies infectieuses.

De plus, pendant les repas, l'absorption de la quinine est moins rapide, et le passage dans le lait en est de ce fait retardé ; on pourra donc la donner de préférence à ce moment-là et vider le sein artificiellement trois heures après.

Dans ces conditions (et ceci a une réelle valeur, puisque nous voyons qu'on peut donner la quinine à la nourrice, sinon à la femme enceinte), l'enfant se développera comme les autres et il n'y aura rien à craindre pour lui, si la nourrice est bien portante et si l'on veut prendre également les précautions que nous venons d'indiquer.

Nous devons ajouter d'ailleurs que pendant notre long séjour à la Maternité, nous avons vu donner bien des fois la quinine aux accouchées, et, sans nous être livré à une observation minutieuse de ces faits, nous ne nous souvenons pas cependant d'avoir eu l'occasion d'incriminer la quinine au point de vue que nous venons de discuter. Et nous ne parlons non plus que des cas où la quinine a été administrée à dose modérée.

Le traitement hydrothérapique nous arrêtera longuement.

Nous avons dit que les *bains* faisaient partie du traitement de la typhique en état de grossesse. L'hydrothérapie est même de rigueur : il y a intérêt à baigner toute typhique, et plus encore si elle est enceinte puisque, nous l'avons dit il y a un instant, la mortalité tombe alors chez elle de 17 à 6 %. En tout cas, il n'existe aucun inconvénient, — sauf, bien entendu, les contre-indications classiques : la myocardite et l'hémorrhagie intestinale.

Dubaut, dans sa thèse (Lyon, 1894), a particulièrement insisté sur les avantages que l'on retire de l'usage des bains : avec eux, la fièvre tombe, la diurèse est plus marquée, tous les troubles nerveux s'apaisent, l'appétit revient, la convalescence est plus rapide. Gusserow à son tour, dit en avoir obtenu les meilleurs résultats, même pendant le travail.

Il est donc utile d'employer les bains froids. Ils ont pour but de combattre la fièvre qui, sans être la cause des phénomènes, n'est pas non plus une réaction nécessaire ni efficace pour l'organisme. Comme tout excès de température, elle augmente l'usure des organes, encombre le sang de matériaux de déchet, et contribue elle-même à exagérer l'état typhoïde et les lésions.

Qu'elle résulte de l'exagération de combustion, comme on l'a démontré, ou comme le croyait Traube, d'une diminution de la perte du calorique, le bain froid est tout indiqué pour la combattre, en soustrayant cet excès de chaleur.

Mais ce n'est pas là une méthode d'exception, applicable seulement dans les formes hyperthermiques. Comme le fait observer Lyon (Traité de thérapeutique) on ne sait jamais quel sera le pronostic de la fièvre typhoïde, si légère qu'elle semble au début ; la situation peut changer d'un moment à l'autre, les signes de gravité n'apparaissent que dans la période d'état, alors que l'infection est déjà prononcée. Dans ces conditions, le bain froid sera encore utile, mais son efficacité sera moindre que dès le début.

Avec lui aussi, les complications sont plus rares : il les prévient. « C'est donc, dit Lyon, une médication systématique, applicable à toutes les formes de la maladie, aussitôt que le diagnostic est posé ».

C'est qu'en effet le bain froid n'a pas seulement un

rôle antithermique, mais il facilite également les fonctions rénales, il active la diurèse, et débarrasse ainsi l'économie des bacilles et de leurs toxines, à tel point même que le coefficient urotoxique devient 5 à 6 fois plus considérable qu'à l'état normal (Brouardel et Thoinot). L'eau froide pourrait dès lors, d'après Bouveret et Tripier, transformer une fièvre grave dans laquelle l'avortement est inévitable, en une forme moins sévère.

Cette action est bien établie, et nous en reconnaissons l'efficacité. Mais, comme le dit notre Maître, « quant à empêcher par le bain froid l'infection fœtale, nous ne voyons pas bien comment il faudrait s'y prendre ». C'est ce que nous avons déjà constaté à propos de l'avortement sur lequel les bains froids ont peu d'influence, puisqu'il se produit, malgré leur emploi, avec une fréquence à peu près égale.

Mais, si les bains froids agissent peu en faveur de l'enfant, la mère à son tour n'a qu'à bénéficier de leur usage, et notre Maître, d'ailleurs, admet lui-même leur efficacité et leur indication : « Personnellement, conclut-il après avoir rappelé leurs avantages, je ne vois aucun inconvénient à recourir à la méthode de Brand ».

Il est toutefois un grief qu'on a porté contre elle, et qu'avec Ribemont nous ne croyons pas fondé : « C'est à tort, dit-il, qu'on a craint que par suite de la brusque réfrigération il y ait congestion utérine, décollement ovulaire et hémorrhagie du placenta. » La méthode de Brand constitue, au contraire, comme le dit Lyon, le seul traitement préventif contre l'avortement. C'est ainsi que sur 14 cas (thèse Dubaut) dans lesquels le bain froid a été employé, il n'y aurait eu que trois avortements et pas un seul décès de la mère.

Quoi qu'il en soit, l'hydrothérapie nous fournit là un moyen précieux, et nous devons l'utiliser largement puisqu'il a fait ses preuves, en attendant qu'on ait trouvé un autre procédé de traitement qui permette de combattre la cause elle-même et de la détruire, et que les recherches de Chantemesse nous font espérer.

Cette méthode, du reste, n'a rien d'invariable. Bien que les indications et la technique en soient les mêmes qu'en dehors de la gravidité, on peut y apporter toutes les variantes que l'on trouvera nécessaires, (bains tièdes, drap mouillé, etc., etc.), pourvu toutefois que la forme revêtue par l'affection ne soit pas trop sévère et ne vienne pas exiger le traitement classique dans toute sa rigueur.

Il n'y a donc pas d'inconvénient à baigner la femme enceinte. Mais, *une fois l'accouchement terminé, doit-on continuer les bains* ? Il n'existe pas ici de contre-indication particulière. « Tout au plus attendra-t-on, dit Vinay, une journée, l'accouchement amenant souvent à sa suite une défervescence fébrile. » Mais on surveillera la courbe thermique et, à la moindre alerte, on ne doit pas hésiter ; on reprendra les bains comme auparavant, et on les continuera jusqu'à la fin de la maladie, toutes les fois qu'il y aura 39° et toutes les 3 heures, température prise au rectum. Il sera même bon de les donner d'une façon systématique, espacés toutefois petit à petit avec la chute thermique, les malades soumises aux bains guérissant mieux et plus vite.

La même conduite s'impose, lorsqu'on a affaire à un avortement.

Nous venons de voir que les bains froids ont une grande valeur, et qu'ils jouent un rôle incontestable dans le traitement de la fièvre typhoïde. Nous ferons remarquer cependant que nous avons vu aussi, dans le service de M. le Prof. Combemale, traiter de nombreux cas de fièvre typhoïde (chez la femme enceinte comme chez les autres) sans avoir recours à la méthode Brand.

On y avait surtout pour but l'élimination des toxines en activant la diurèse par l'ingestion de *boissons abondantes*, et nous devons reconnaître que les résultats obtenus concordaient assez bien avec ceux des bains froids. C'est d'ailleurs le traitement préconisé depuis longtemps par le Professeur Debove, qui a fait de la « diète hydrique », suivant Brouardel et Thoinot, une « méthode presque curative. »

D'autres expérimentateurs du reste, ont insisté sur les avantages de ce traitement exclusif par l'introduction de grandes quantités d'eau dans l'organisme, que ce soit par la voie buccale aussi bien que par les lavements.

En tout cas, quelle que soit la règle adoptée, diurèse seule ou aidée des bains froids (et nous croyons qu'il vaut mieux associer les deux actions), nous pouvons tirer la conclusion suivante : le traitement, tout particulièrement au cas qui nous occupe, est surtout hygiénique et tonique, avec le moins de médicaments possible. Quant à la diète, nous savons qu'elle n'est plus admise aujourd'hui : la malade doit se nourrir pour résister plus facilement à l'infection, tout en ne prenant que des liquides (afin d'éviter les accidents qu'on a signalés) et spécialement le lait, aliment et diurétique par excellence.

Existe-t-il un traitement obstétrical de la fièvre typhoïde ? Partant de ce principe que la fièvre typhoïde n'est pas une maladie créée ni suffisamment aggravée par la grossesse (sauf le cas de complications, auquel cas l'enfant doit être viable), nous ne sommes pas partisan de l'intervention, au moins avant six mois.

C'est dire que nous ne nous croyons pas autorisé, comme certains accoucheurs, à pratiquer de parti-pris l'avortement, même lorsqu'ils ont essayé tous les autres moyens de traitement.

Nous savons qu'on a prétendu pouvoir attribuer à l'avortement la défervescence de la fièvre et des accidents : on en a cité des cas qui paraissent avoir quelque valeur. Mais il nous semble plus rationnel de laisser les choses en l'état, considérant que, comme pour la variole, l'expulsion n'a lieu que dans les cas graves et que l'affection n'en suit pas moins son évolution funeste, si elle doit l'être.

Nous n'insisterons donc pas au point de vue scientifique ni religieux pour nous demander, ainsi qu'on le fait parfois à d'autres points de vue, si l'interruption de la grossesse, le « fœticide thérapeutique » comme l'a appelé le professeur Pinard, est permis ou s'il doit être sévèrement proscrit. Ce serait là un chapitre très intéressant, mais nous ne pensons pas pouvoir le développer ici.

Nous n'admettons par conséquent, avec la généralité des accoucheurs, l'interruption de la grossesse que dans les cas où les conditions suivantes se trouvent réalisées :

1° Grossesse avancée ;
2° Enfant vivant et viable ;
3° Agonie de la mère par suite d'une complication très grave de la fièvre typhoïde (perforation intestinale, asystolie par myocardite).

Pour nous, l'accouchement provoqué, l'accouchement provoqué accéléré seul est autorisé, c'est-à-dire celui qu'on pratique dans les derniers mois, et de préférence le plus près possible du terme, afin d'augmenter les chances de survie de l'enfant.

Nous réprouvons donc avec Stein (th. Paris, 1889), l'opération césarienne que conseillent les Allemands dans ces conditions.

Nous savons que notre Maître, M. Gaulard, se propose, à l'occasion, de provoquer l'avortement lui-même : « les auteurs, dit-il, ne sont pas d'accord sur ce point ; rien n'impose ici de conviction : c'est une question à reprendre. Je me réserve le droit, le cas échéant, de provoquer l'accouchement prématuré artificiel, et, au besoin, l'avortement chez une femme atteinte de fièvre typhoïde qui voudra bien adopter ma manière de voir. » Mais nous croyons que c'est là un pis-aller et que, malgré les cas favorables cités à l'appui de cette détermination, il vaut mieux s'abstenir, puisqu'on n'a guère de chances de rien changer à la situation, et qu'on ne risquerait, le plus souvent, que de l'aggraver inutilement.

Il n'est pas ici question de *traitement spécifique* de la fièvre typhoïde. Il serait à souhaiter qu'il en existât un, comme il en est déjà pour d'autres affections : la mère et l'enfant ne feraient qu'en bénéficier largement ; mais cet heureux traitement est encore à trouver. Des tentatives ont cependant été faites dans ce sens par Chantemesse et Widal sur des animaux, puis sur des typhiques, pour obtenir un sérum capable d'enrayer l'affection. « Les résultats, dit Besson (1898), sont favorables, mais non encore décisifs. »

A l'heure actuelle, il n'y a encore rien de certain, mais les expériences de Chantemesse se précisent davantage et il est probable qu'un avenir prochain viendra nous doter de l'un de ces traitements merveilleux, dont nous devons le principe au génie de Pasteur.

III. — Fièvre typhoïde fœtale

Nous avons réservé pour la fin cette question d'un intérêt capital, longuement étudiée à notre époque et que nous allons essayer de résumer aussi nettement que possible. Nous avons surtout emprunté à la thèse de Chambrelent (Bordeaux 1882) sur le passage des éléments figurés à travers le placenta.

La découverte du bacille d'Eberth a permis de jeter un jour tout nouveau sur le problème, et de prouver la possibilité et la fréquence de la contamination. C'est là en effet pour nous un moyen de contrôle infaillible : nous connaissons parfaitement cet agent pathogène, et nous possédons à ce propos des éléments précis de démonstration, grâce aux procédés en usage (les coupes d'organes après coloration, et la méthode des cultures ensemencées avec du sang ou des fragments de viscère).

Disons tout de suite que la découverte d'Eberth a d'autant plus de valeur que les altérations intestinales sont rares, au point même que Gusserow n'a jamais réussi à les observer. Cette anomalie se comprend d'ailleurs, si l'on se rappelle, dit Vinay, que les agents pathogènes arrivent au fœtus par la veine ombilicale et non plus par les voies digestives.

D'après Vinay, *trois éventualités* peuvent se produire : ou il y a contagion, ou l'enfant est immunisé, ou bien il reste indemne.

Nous devons bien connaître tout d'abord la constitution du placenta, pour nous rendre compte de ce qui se passe à son niveau. C'est une masse spongieuse remplie de sang, mi-partie maternelle, mi-partie fœtale, où les deux organismes en présence peuvent se mettre au contact. Les vaisseaux de la mère viennent s'ouvrir dans de vastes cavités, où plongent des prolongements d'origine fœtale à parois excessivement minces et qui ont pour but d'y puiser la nourriture du produit de conception.

Il n'y a donc pas communication directe entre les deux circulations maternelle et fœtale. Aussi les matières solides ne peuvent-elles passer ; pour être absorbées il faut qu'elles soient diffusibles, et elles suivent alors les lois de l'osmose, le transport s'effectuant d'un point à l'autre en raison de la différence de densité des deux liquides qui se touchent.

De plus, les prolongements villositaires sont revêtus d'une couche épithéliale, plus ou moins épaisse suivant les régions et suivant les espèces. Ainsi chez la chèvre, elle est très marquée. Elle fait défaut chez le lapin dans la partie lacunaire. Il en est de même chez la femme, où des villosités nombreuses privées d'épithélium s'enfoncent dans la caduque sérotine.

La communication varie par conséquent avec l'épaisseur de l'épithélium ; elle est plus ou moins facile, plus ou moins rapide, mais elle n'est pas directe, et les particules solides, si la paroi est intacte, ne peuvent traverser le placenta pour passer d'une circulation à l'autre que dissoutes ou à la faveur de l'altération des villosités.

Nous comprenons donc que les premières expériences aient été entachées d'erreur. Cooper injectait en effet à des femelles pleines des poussières colorées ou du mercure dans l'artère hypogastrique, et il les cherchait dans les vaisseaux du cordon, ou bien il faisait l'injection dans le sens inverse.

Vieussens aurait réussi à faire passer du mercure au fœtus du chien, en l'injectant dans la veine carotide de la mère. Antoine Dubois affirme également, à la suite d'expériences personnelles, la communication des deux circulations. Chaussier, d'après Mme Boivin, fit des injections de mercure sur le cordon de cinq femmes mortes à une époque variable de la grossesse. Deux fois le mercure s'arrêta au niveau du placenta ; dans les autres cas, il parvenait jusqu'aux veines utérines. On fit cuire un de ces utérus, et, coupé en tranches minces, on le vit comme lardé de mercure.

Deschamps insiste avec raison sur les conditions tout autres que crée la cuisson, et le problème n'était pas du tout résolu.

Monro d'ailleurs nie le fait de la communication, admis par Cooper. Il injecte de l'essence de térébenthine dans les artères iliaques de femmes mortes du 3e au 4e mois, jusqu'à turgescence excessive des vaisseaux utérins : l'essence ne passe pas dans le sang fœtal, qui n'en a ni le goût ni l'odeur.

Rœderer répète les expériences de Vieussens, non plus avec le mercure, lourd et pouvant passer au fœtus en lésant le placenta, mais avec de la matière suiffeuse : il ne réussit pas. Lassus, Hoboken, Levret, Sabatier, échouent de même.

C'est alors que Magendie chercha à observer le fait, non plus sur le cadavre, mais sur l'animal vivant : il ne fut toutefois pas plus heureux que ses prédécesseurs.

Flourens cependant (1835), prouva cette transmission de la mère au fœtus, en injectant dans les mêmes conditions du mercure ou du vernis coloré. Ces expériences portèrent sur des animaux, et une fois chez la femme : il retrouva dans la veine ombilicale une partie de la liqueur injectée dans les vaisseaux de l'utérus.

Cuvier, Duvernay, Paul Dubois acceptèrent ces faits sans conteste. Coste toutefois, les nia bientôt, et quelques mois plus tard, Bonnamy ne réussit pas non plus ses expériences.

Depuis cette époque, l'art s'est perfectionné et l'on a pu démontrer avec certitude qu'une injection bien faite ne peut pas laisser passer, à l'état normal, les éléments figurés.

On s'est demandé pourtant si ces éléments réduits à un très petit volume, ne pourraient pas traverser le placenta, comme Porak l'a démontré pour les gaz ou les corps en dissolution.

Les Allemands ont fait à ce sujet de nombreuses expériences. Reitz (1868) injecte du cinabre à une lapine pleine et le retrouve chez le fœtus, particulièrement dans les capillaires de la pie-mère.

Jassinsky (même année), emploie une solution de carmin : les organes de la mère sont très colorés ; les villosités placentaires le sont peu, et l'embryon ne l'est nulle part.

Hoffmann et Langerhans (1869) ont utilisé aussi le cinabre, et n'ont pas eu plus de succès.

Ahlfeld (1877), nourrit des jeunes chiennes avec du lard ; quelques heures après, les granulations graisseuses pullulaient dans le sang de la mère, mais le fœtus n'en présentait aucune.

D'autres expériences ont été faites depuis lors dans le même sens, — nous ne pouvons les citer toutes. C'est alors que les recherches histologiques et surtout la découverte du bacille, vinrent jeter un jour tout nouveau sur la question. Cette fois, le passage va être évident, le bacille connu et bien différencié va être décelé directement dans les organes du fœtus, et le passage des éléments figurés sera dès lors parfaitement prouvé. Mais, comme nous le verrons bientôt, des lésions auront été produites pour le laisser pénétrer, et ces lésions sont d'ordinaire imputables au microbe lui-même.

Brauell et Davaine ne réussirent d'abord pas avec la bactéridie charbonneuse. Mais en 1862, Arloing, Cornevin et Thomas y arrivèrent, puis Strauss et Chamberland et d'autres encore avec divers microbes, Neuhauss enfin, Chantemesse et Widal, etc., etc., avec le bacille typhique lui-même.

Ces deux derniers ont expérimenté sur des cobayes et ont retrouvé le bacille d'Eberth dans les eaux de l'amnios et les organes du fœtus. Plus récemment encore, ces mêmes expérimentateurs ont inoculé à des chiennes gravides des cultures de bacille typhique trouvé dans le sang placentaire, à l'occasion d'un avortement du quatrième mois et du douzième jour de la maladie.

Dans tous ces cas, l'inoculation aux animaux des matières suspectes ou du bacille lui-même obtenu par culture a reproduit, sinon la maladie à son complet, du moins certains symptômes qui s'en rapprochent assez nettement et qui traduisent une sorte de septicémie à caractère hématogène. Netter du reste a obtenu des résultats analogues pour la pneumonie et l'infection pneumococcique. C'est aussi ce qu'a démontré M. Carrière à propos de la tuberculose (Archives de Méd. expérim. et d'Anat. pathol., nov. 1900) : « les poisons tuberculeux, dit-il, influencent la gestation. Injectés aux cobayes, ils font diminuer le nombre des portées ; ils provoquent la mort du fœtus, la mort prématurée des petits, une faiblesse constitutionnelle. »

Ce qui tend à étayer encore la théorie de la transmission intra-placentaire, c'est que, suivant la remarque de Malvoz, le placenta se comporte, dans les conditions physiologiques, à la façon des autres membranes filtrantes qui, à l'état normal, ne sont pas perméables pour les bactéries.

Il ne fait que se conformer, dans le cas présent, à la loi de Wissolzowitch, qui a montré que le sang se débarrasse au dehors des éléments nuisibles.

Le placenta est destiné au passage des produits de nutrition : il se comporte comme le rein ou l'intestin dont le rôle est nettement défini et qui ne laissent passer, dans les conditions normales, que certaines substances, en retenant les autres. Le placenta agit de même vis-à-vis des particules inorganiques (encre de Chine ou vermillon) ou des microbes pathogènes (M. prodigiosus, M. tetragenes). « Ce n'est pas, ajoute

Malvoz, un simple filtre permettant le passage de particules indifférentes, et si le sang est envahi, c'est à la faveur des lésions produites dans cet organe. »

Nous partageons également cette opinion, que nous croyons avoir suffisamment démontrée. Les lésions du placenta sont donc, pour nous, habituelles. Rien n'empêche du reste, comme le fait remarquer Duhaut, qu'elles soit dues au bacille lui-même, provoquant leur congestion et donnant lieu à la desquamation de leur épithélium.

«. On comprendrait bien mieux dès lors, dit Vinay, l'absence d'infection dans les cas légers, où les microbes sont moins nombreux et de virulence atténuée, et de même encore, la contamination d'un seul fœtus dans la grossesse gémellaire. »

Nous devons toutefois reconnaître, avec Vinay, qu'il n'y a pas toujours fatalement lésion placentaire, lorsqu'on observe le bacille chez le fœtus : Widal en a rapporté une observation authentique. Mais nous avons dit que ce n'était là qu'une exception, et les faits précédents conservent pour nous toute leur valeur dans la majorité des cas.

Il n'y a pas d'ailleurs que les agents figurés qui puissent, dans la fièvre typhoïde, passer de la mère au fœtus et lui transmettre l'affection qu'ils déterminent. Leurs toxines, diffusibles et par conséquent capables de filtrer à travers le placenta, peuvent produire également les troubles observés dans la fièvre typhoïde; nous en avons déjà parlé à propos de la pathogénie de l'avortement. Mais ici se pose une nouvelle question :

celle de l'immunisation par certaines substances vaccinantes élaborées par le microbe ; — nous y arriverons dans un instant.

Pourquoi du reste, la fièvre typhoïde ne serait-elle pas transmissible de la mère au fœtus? C'est aussi le cas d'un grand nombre de maladies microbiennes : la rougeole, où l'on a trouvé des taches caractéristiques à la naissance ; la variole, dont Mlle Margoulieff a cité des observations dans sa thèse (Paris 1889) et M. Taconnet un nouveau cas dans l'*Écho médical du Nord* (Déc. 1902) ; la scarlatine, la tuberculose, etc., etc .. Il n'y a pas de raison pour que la fièvre typhoïde se comporte autrement.

Ces résultats que nous donne l'expérimentation, la *Clinique* elle-même est venue les confirmer. Nous savons que l'enfant succombe fréquemment dans la cavité utérine ou dans les premiers jours qui suivent sa naissance, et que la cause en est le plus souvent due au bacille d'Eberth.

On a d'ailleurs rencontré chez le fœtus les lésions des organes habituellement atteints dans la fièvre typhoïde. On les a même observées dans des organes presque sains en apparence. Et de plus il existe de nos jours un critérium indiscutable : la présence du bacille dans ces lésions.

Les premières recherches remontent à Charcellay (1840), qui en relate deux observations. Dans le premier cas, il s'agit d'un nouveau-né mort après sa naissance, au quinzième jour de la maladie de la mère ; il présentait des lésions des plaques de Peyer

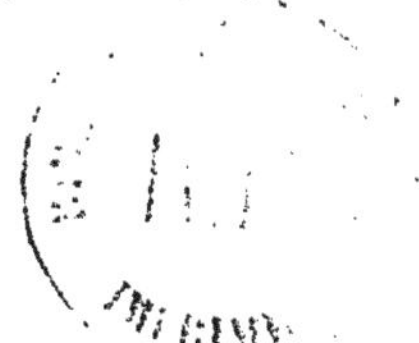

et des glandes de Brunner. Dans le second cas, l'enfant était mort également après l'accouchement, au dix-huitième jour de l'affection maternelle; il y avait des follicules tuméfiés dans tout l'intestin jusqu'au quart supérieur du jéjunum, et les lésions étaient tellement avancées qu'on pouvait considérer le début de la maladie comme antérieur de plusieurs jours à celui de la naissance.

Valleix a vu également les plaques de Peyer malades chez un enfant mort quelques jours après sa naissance.

Presque en même temps (1841), Manzoni écrivait à l'Académie de médecine, qu'il avait observé les lésions caractéristiques de la fièvre typhoïde chez un nouveau-né expulsé à 7 mois de grossesse. Weiss a signalé un cas analogue.

Roger cependant (Mal. infectieuses 1902), ne considère pas ces cas comme indiscutables : seules, pour lui, les observations incontestables sont celles où l'on a fait l'examen bactériologique.

Pour cela, il faut attendre jusqu'à Neuhauss (1886) qui relate un cas d'avortement au quatrième mois, où des morceaux d'organes lui permirent de déceler le bacille deux jours après. Eberth (1889) obtint, avec le sang du cœur, le suc de la rate et le tissu pulmonaire d'un fœtus de cinq mois issu d'une typhique, des cultures pures renfermant le bacille caractéristique. Giglio (1870) réussit de même avec le fœtus d'une femme ayant avorté au 3me mois.

Les recherches microbiologiques, comme le fait

observer également Bonnaire, venaient donc démontrer l'infection du fœtus, admise autrefois sans preuves certaines et d'après le simple examen microscopique.

Nous devons dire pourtant, que ces lésions ne se rencontrent qu'à la fin de la grossesse, dans les trois derniers mois. Chez les enfants expulsés aux premiers mois, le sang seul paraît atteint, et il s'agit d'une véritable septicémie.

Il en est ainsi du cas de Freund et Lévy (Berlin 1895), où l'avortement eut lieu à 5 mois et au quatrième septénaire de l'affection ; on obtint des cultures caractéristiques, et cependant les organes étaient intacts. Nous ajouterons toutefois que Janizewski (Munich 1896) a observé un cas analogue avec accouchement à 8 mois et mort de l'enfant 5 jours après : tous les organes, presque sains en apparence, contenaient du bacille typhique.

Quoi qu'il en soit, ces cas suffisent pour prouver à nouveau la transmission de la fièvre typhoïde de la mère à l'enfant. Nous avons vu aussi que, non seulement l'enfant est fréquemment contaminé, mais qu'il meurt la plupart du temps. En tout cas, il subit d'ordinaire une atteinte plus ou moins profonde du fait de l'infection. C'est ce qui nous explique certains troubles nerveux, dont Corbin a relaté quelques cas dans sa thèse : débilité intellectuelle, affaiblissement de la mémoire, surdité...

Nous ferons remarquer ici l'importance du sérodiagnostic appliqué à l'enfant. Cette recherche a une certaine valeur clinique, pour savoir notamment s'il est atteint et si on doit l'isoler comme on le fait de tout contagieux.

2° L'enfant n'est cependant pas toujours frappé par la fièvre typhoïde ; il peut être immunisé, avons-nous dit, par des produits solubles dus au bacille lui-même. Ceux-ci vont modifier peu à peu les humeurs du fœtus, comme celles de la mère. Dans quelques cas, comme le démontre Arloing, la contagion et l'immunisation se produisent côte à côte : ainsi, dans la grossesse gémellaire, une mère syphilitique peut donner naissance à un enfant contaminé, tandis que l'autre est sain et immunisé contre les accidents secondaires de la mère.

Nous ne pouvons insister davantage sur cette question, développée longuement dans les traités spéciaux.

3° Enfin, dans une troisième catégorie de faits, les enfants sont indemnes de la fièvre typhoïde, et pourtant ils ne sont pas immunisés : ils peuvent très bien être atteints, à un moment donné. La vaccine nous en fournit des exemples au sujet de la variole.

CONCLUSIONS

Pour nous résumer, nous dirons :

1° La femme enceinte n'a pas d'immunité vis-à-vis de la fièvre typhoïde, qui cependant s'observe assez rarement chez elle.

2° La grossesse exerce, bien qu'assez rarement aussi, une influence fâcheuse sur la fièvre typhoïde.

3° Réciproquement, la fièvre typhoïde surtout agit défavorablement sur la grossesse, dont elle interrompt fréquemment le cours (2/3 des cas).

4° Les causes de cette interruption se résument à l'infection.

5° Sa fréquence est plus grande dans les premiers mois de la grossesse et au deuxième septénaire de la maladie.

6° La mère atteinte de fièvre typhoïde peut nourrir son enfant, si l'affection a été légère et si la sécrétion lactée n'est pas trop insuffisante.

7° Le diagnostic, qui présente les mêmes difficultés pendant la grossesse qu'au début de la gravidité, devient surtout délicat lors des suites de couches, quand il s'agit de distinguer la fièvre typhoïde de la fièvre puerpérale. Le séro-diagnostic et les cultures du sang jouent, ici surtout, un grand rôle pour reconnaître la maladie, chez la mère sinon chez l'enfant, et parfois même pour en apprécier l'intensité.

8° Le pronostic, déjà aggravé pour la mère, du fait des complications inhérentes à la fièvre typhoïde et à l'avortement lui-même, l'est surtout pour le fœtus que l'on voit mourir dans les 2/3 des cas environ, et pour l'enfant qui, dans les 3/4 des cas, succombe après la naissance par suite de faiblesse congénitale ou d'une complication plus ou moins lointaine due à la fièvre typhoïde.

9° Le traitement est le même, sauf quelques variantes importantes. Entre autres, l'interruption de la grossesse dans l'intérêt de la mère : nous avons vu que cette manière d'agir n'est permise que si l'enfant est viable et la mère en imminence de mort. Nous rejetons donc l'avortement, et n'admettons que l'accouchement provoqué accéléré. C'est dire aussi que nous réprouvons l'opération césarienne, préconisée dans ce cas par les Allemands.

Quant aux bains froids, s'ils agissent peu sur l'enfant dont la mortalité ne tombe que de 65 à 55 %, leur influence est très marquée sur la mère dont la mortalité s'abaisse de 17 à 6 %.

OBSERVATIONS

I. — Fièvre typhoïde de la grossesse

A. — Grossesse continuée

1° Fièvre typhoïde des six premiers mois

OBSERVATION I

(recueillie par M. Delépine, Interne du Service de M. le Prof. Desplats).

D. Julie, 44 ans, ménagère, entre le 19 mai 1902 à l'hôpital de la Charité, dans le service de M. le Prof. Desplats.

Père mort tuberculeux. 13 enfants, dont 9 vivants et 2 pertes. Actuellement enceinte de deux mois et demi. Trois de ses enfants sont en ce moment hospitalisés pour fièvre typhoïde.

Réglée difficilement à 18 ans. Tousse chaque hiver, depuis 20 ans. Malade depuis 4 semaines : perte des forces, anorexie, fièvre, insomnie, douleurs dans le dos et les épaules. Pas de diarrhée. Constipée depuis plusieurs jours.

Examen à l'entrée : Facies pas très abattu. Fièvre. Pouls rapide (126°). Bouche sèche, haleine fétide, langue saburrhale mais humide. Anorexie. Abdomen : éventration ;

NOTA. — Nous présentons nos remerciements les plus sincères à MM. les Docteurs Looten, Lemoine, Carrière, Ingelrans, Potel, Duvivier, Deshusses, Delépine, à l'obligeance desquels nous devons les intéressantes observations que l'on trouvera relatées ici.

quelques taches rosées lenticulaires. Rate perceptible sous le rebord des fausses côtes; pas de gargouillement dans la fosse iliaque droite, sensibilité de tout le ventre.

Thorax et cœur : rien. Urines : pas d'albumine.

18 mai. Urines assez abondantes. Lait, bouillon. Demain matin, huile de ricin.

20. Le pouls est très rapide (120°), bien que la fièvre ne soit pas très élevée (à peine 39°). Selles abondantes : 7 ou 8. Urines : 1.000 gr.

21. Se plaint de soif vive. On autorise un peu de limonade. Sérodiagnostic *positif*.

22. La température est à peu près normale ce matin. On permet vin blanc et eau de Vichy. Commence à souffrir de la faim depuis hier. P = 114. 1 selle. U = 1.500 gr. En somme, le pouls est trop rapide et la diurèse trop peu abondante pour la température : l'état n'est qu'à moitié satisfaisant.

24. La température descend régulièrement. Le pouls reste rapide (120). Réclame à grands cris de la viande. On autorise deux œufs.

29. Le pouls, ce matin, est descendu à 100. Apyrexie depuis trois jours. Demande à se lever et à aller voir son fils. On lui conseille d'attendre encore quelques jours.

7 juin. A repris la vie commune. Se trouve très bien. Le pouls est rapide (100 environ).

8. Sort sur sa demande.

Cette malade a été revue il y a deux mois (mai 1903) par M. Delépine. Elle était bien portante. L'accouchement avait eu lieu à terme sans aucun accident. L'enfant était également bien portant.

Observation II

(due à l'obligeance de M. le Dr Looten)

Fièvre bénigne, marche régulière.

2e grossesse, anormale, caractérisée par l'écoulement de liquide amniotique au 5e mois, tari au bout de six jours.

Vers le 6e mois, fièvre typhoïde légère qui évolua en six semaines. La température ne dépasse pas 39°5.

Au 8e mois, accouchement prématuré, facile, normal. Enfant de petite venue, sain.

Suites de couches simples. *Enfant* nourri par la mère. Il se développa normalement sans troubles de l'intelligence : Ce fut même un enfant précoce au point de vue intellectuel.

Traitement. — Boissons abondantes, purgatifs, quinine. Pas de balnéation d'aucune sorte.

2° *Grossesse des 3 derniers mois*

Observation III

(dont nous devons le résumé à M. Ingelrans, chef de clinique médicale)

P... Lucie, 23 ans, primipare. Infirmière. Entre à la Maternité de la Charité le 15 octobre 1901, dans le service de M. le professeur Gaulard.

Dernières règles le 15 janvier. Vomissements les premiers mois. Premières douleurs le 11 octobre, à 10 heures du soir. Présentation : O I G A. Accouchement normal le 16, à 6 heures du soir. Délivrance naturelle. Enfant du sexe féminin *bien portant*. Poids 3.580 gr. Placenta 680 gr.

19 octobre T. m. 39.8 T. s. 39.8.

20 octobre T. m. 39.8 T. s. 39.9.

21 — T. m. 40.2 T. s. .....

Le 3e jour, la malade descend dans le service de médecine. Etat général très mauvais. Prostration. La diarrhée débute à ce moment.

Le ballonnement du ventre est assez marqué et, après quelques jours, on constate des taches rosées lenticulaires, ainsi qu'une tuméfaction de la rate.

La malade est soumise au traitement par les boissons abondantes.

L'examen du cœur révèle un premier bruit très assourdi avec tendance à l'embryocardie. Les deux bruits s'affaiblissent de plus en plus, ils sont bientôt tout à fait obscurs et le rythme fœtal se caractérise. La température continue à monter. Le pouls est à 130. Collapsus terminal et mort le 28.

Le séro-diagnostic a été *positif*.

OBSERVATION IV (résumée).

Leleux (Soc. anatom. clin. de Lille, 1902). Début à la fin du travail.

D. M..., 18 ans. Entre le 11 novembre 1901 à la Maternité Sainte-Anne. Malade depuis la fin d'octobre : abattement, céphalée, toux... Le 2 novembre, douleur iliaque droite après coup de pied. Accouchement normal, après onze heures de travail. Enfant de 2.350 gr. Délivrance naturelle.

1/2 heure après l'accouchement, T. 38.2.

12 novembre : T. m. 37.6 ; T. s. 39.6. Pas de douleurs du côté de l'abdomen ni de l'utérus, sauf au point frappé. Lochies normales. Une injection intra-utérine, faite par précaution, n'indique rien de spécial. Râles humides à la

base droite avec un peu d'expectoration muqueuse. Langue saburrhale avec 2 ou 3 vésicules d'herpès sur son bord droit. Lèvres et dents fuligineuses. Antipyrine et quinine.

Pendant 5 ou 6 jours, la T. oscille entre 39.8 et 38.5 avec élévation vespérale. Antipyrétique chaque soir. La diarrhée s'établit : 3 à 7 selles. Les Signes pulmonaires disparaissent. Demi-abattement.

Le 5e jour : on croit déceler quelques taches rosées. Sérodiagnostic *positif*, mais faible.

Le 8e jour : T. s'abaisse en lysis ; la diarrhée continue. Abattement moins prononcé. Langue toujours sale.

12e jour : T. 39. Mais chute régulièrement descendante les jours suivants. Diarrhée diminue. Amélioration. Sortie.

29 novembre : La malade va bien. Elle est sortie la veille pour la première fois, et va reprendre son travail dans quelques jours.

Enfant : nourri d'abord au sein, puis au biberon. Se portait bien également le 29 novembre.

B. — *Grossesse interrompue.* — 1° *Avortement.*

Observation V

(dont le résumé nous a été donné par M. le Dr Ingelrans).

Mme X. Entrée en médecine, puis à la Maternité de la Charité, pour un avortement vers le quatrième mois, dont on recueillit l'œuf. Rien de particulier au point de vue obstétrical. Redescend en médecine.

La maladie a débuté par des maux de tête et de l'insomnie. Après 2 ou 3 jours, des vomissements presque incoercibles apparaissent avec langue saburrhale et diarrhée profuse, de couleur ocreuse. On pense d'abord à une entérite simple, mais la température qui s'élève, la prostration qui se produit, et enfin l'apparition de quelques taches rosées lenticulaires permettent de faire le diagnostic de fièvre typhoïde, confirmé d'ailleurs par la *séro-réaction*. Sort de l'hôpital guérie, un mois après.

Observation VI (résumée)

(due à l'obligeance de M. le Dr Looten)

Fièvre typhoïde moyenne, régulière jusqu'au huitième jours après l'apparition des taches rosées. Températures élevées 39 et 40° et plus. Excitation cérébrale. Avortement au troisième mois, rapide (deux heures). Hémorrhagie extrêmement abondante, femme exsangue. Expulsion du fœtus, membranes complètes, dans le vagin. Injection intra-utérine. Une injection d'un litre de sérum physiologique, additionné de 0.50 de caféine, parut la sauver d'une mort certaine.

La fièvre typhoïde évolua ensuite d'une façon tout à fait normale et se termina par la guérison.

Traitement. — Boissons abondantes. Quinine. Pas de bains.

Observation VII (résumée)

(due à l'obligeance de M. le Dr Potel)

Mme X..., 22 ans. Primipare. Enceinte de 3 mois. Fait une fièvre typhoïde dont l'évolution semble devoir être bénigne, avec une défervesence très régulière vers le 27e jour et une période d'apyrexie complète pendant 15 jours. La température n'atteignit qu'une fois 40° ; le reste du temps elle oscillait entre 38 et 39.

On recommence très doucement l'alimentation : laitage,

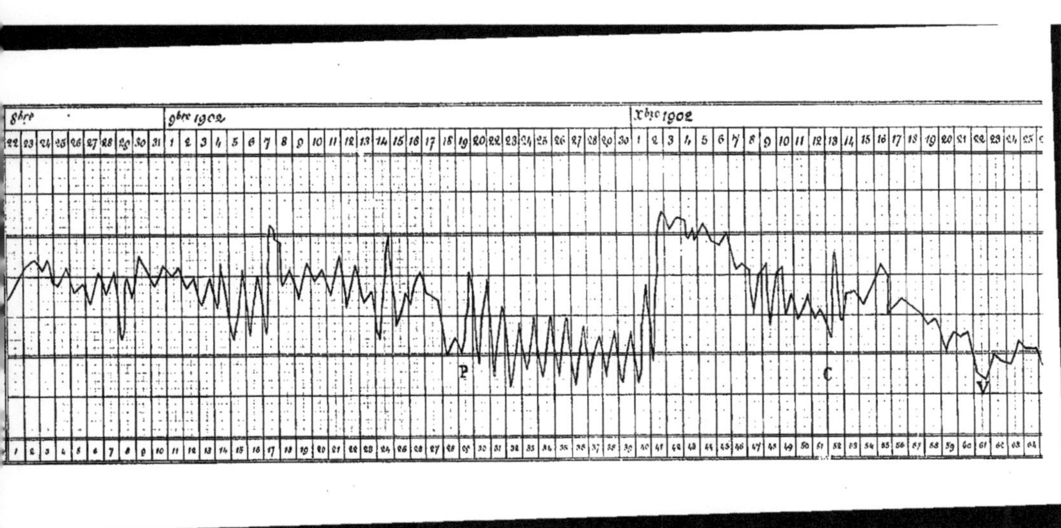

8bre
9bre 1902
Xbre 1902
P
C
V

Obs. VII

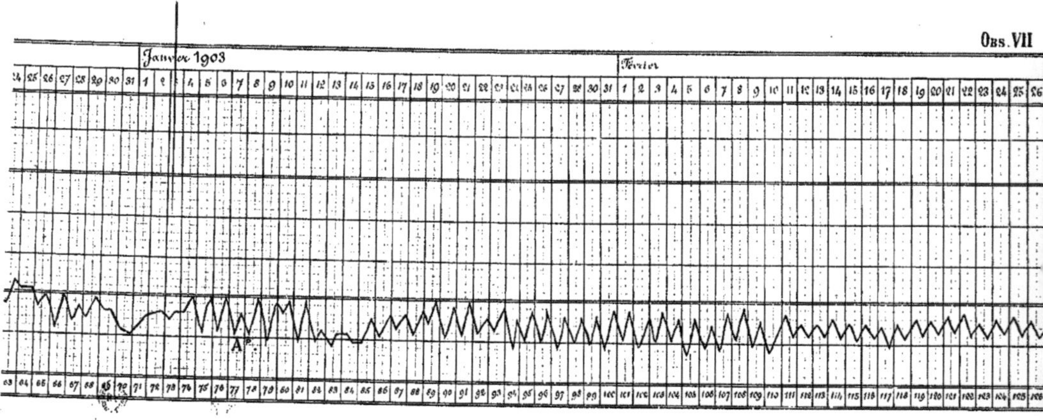

bouillon, etc., etc. Jusque-là, aucun symptôme du côté utérin : le souffle maternel persiste, aucun écoulement.

Rechute très grave : la température monte et reste en plateau pendant 6 jours entre 40 et 40.5.

Quelques jours après, cessation du souffle utérin, apparition de liquide mêlé à du sang, sans odeur fétide. Le liquide s'écoule pendant plusieurs jours. Puis les douleurs surviennent ; elles durent pendant près de 24 heures et donnent lieu à l'expulsion en un temps d'un œuf complet, contenant un fœtus masculin, légèrement macéré. Suites de couches normales. Injections vaginales simplement. Du côté utérin, aucun accident à noter.

Péritonite par perforation dans le flanc droit : vomissements, douleurs, ballonnement du ventre, tuméfaction occupant non seulement le flanc, mais presque tout l'hypochondre, et très douloureuse. Traitée par application de glace.

Pendant ce temps, la fièvre continue à évoluer avec des phénomènes bulbaires extrêmement graves, surtout du côté du cœur : cyanose des extrémités, pouls oscillant entre 120 et 130 et, de temps en temps, des accidents syncopaux.

Pendant trois semaines, la malade a été soutenue avec strychnine, huile camphrée, caféine, spartéine, boissons abondantes.

Finalement, une escharre sacrée considérable survint, ressemblant presque à un abcès de fixation, et fut comme l'épilogue des accidents observés. Le tout avait duré 120 jours.

Observation VIII

(due à l'obligeance de M. le Prof. Carrière)

Mme X..., 27 ans. Sans antécédents héréditaires. Pas

d'antécédents personnels. Réglée à 13 ans. Enceinte pour la première fois. Dernières règles le 15 septembre. Quelques vomissements matutinaux, grande lassitude pendant les premiers mois.

Le 4 mai, la malade qui, depuis quelques jours, était mal en train, se sentant plus fatiguée, avait eu quelques épistaxis et se plaignait de céphalée ; elle se sent plus malade et se met au lit.

Elle éprouve quelques coliques abdominales qui vont se rapprochant. On envoie chercher l'accoucheur, le Dr L.... Au moment où il arrive, les douleurs sont très intenses et très rapprochées. Il trouve une dilatation complète et presque aussitôt la poche des eaux se rompt L'accouchement se fait en quelques minutes et s'effectue normalement.

Enfant de 2 kg. 450, de bonne apparence. Délivrance normale et rapide.

Le 5 mai. L'état de la malade reste stationnaire. Céphalée, épistaxis, lombago, anorexie. Une selle diarrhéique, sans caractères. Pertes normales, un peu plus abondantes que d'ordinaire.

Le 6 mai. Même état. Mauvaise nuit. N'a pas fermé l'œil. Délire léger, céphalée, épistaxis. Asthénie profonde. Le facies s'altère. Soubresauts tendineux. Carphologie.

Anorexie. Diarrhée ocre (4 selles). Nausées. Abdomen sensible, un peu ballonné. Gargouillement. Grosse rate. Les pertes sont normales. On conseille la diète lactée, des lavements boriqués, du benzonaphtol (1 gr. pro die). Une petite dose de quinine.

Le 7 mai. L'état s'aggrave. Insomnie absolue. Etat typhoïde, marmottement, carphologie, soubresauts tendineux.

Anorexie, nausées, vomissements. 5 selles diarrhéiques, ocres. Gargouillement. Douleur abdominale diffuse.

Taches rosées lenticulaires assez nombreuses. La rate est fort grosse. Signes de bronchite diffuse. Rien au cœur.

Le 8. Même état. Les pertes diminuent très notablement. Même traitement. On ajoute les bains froids.

Le 9. L'état s'aggrave encore. Stupeur profonde. Délire léger. Marmottement. Soubresauts tendineux. Langue très rôtie. 6 à 7 selles diarrhéiques, ocres. Les autres symptômes restent les mêmes. Même traitement.

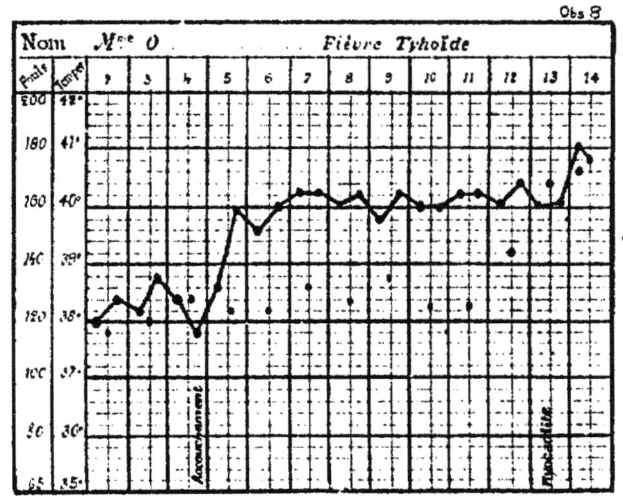

Le 10. L'état est toujours fort grave. Un peu de congestion des bases. Tendance à l'escharre sacrée. Même traitement. On ajoute quelques ventouses.

Le 11. Même état. Il n'y a pas de pertes. Même traitement.

Le 13. Abattement considérable, état semi-comateux. Langue rôtie. 5 selles diarrheiques, ocres. Ballonnement du ventre. Douleur modérée. Bronchite avec congestion des bases. Dyspnée et polypnée.

Assourdissement du premier bruit du cœur. La pointe se déplace à gauche. La matité précordiale augmente. On porte le diagnostic de *myocardite*. Même traitement. Digitaline 1/2 milligramme.

Le 14. Etat stationnaire et toujours grave. Même traitement.

Le 15. Etat encore stationnaire. Langue très rôtie. Quelques nausées. 6 selles ocres, diarrhéiques. Gargouillement, douleur diffuse. Très grosse rate. Bronchite et congestion plus accentuée des bases. Extinction du 1er bruit. Insomnie. Délire. Soubresauts des tendons. Carphologie. Pertes presque nulles.

Le 16. Mort avec phénomènes asphyxiques.

L'enfant, pendant tout ce temps, confié à une nourrice, se développait admirablement, sans accidents. Il a actuellement 10 ans et est très bien portant.

II. — Fièvre typhoïde des suites de couches

Observation IX (résumée)

(due à l'obligeance de M. le Prof. Lemoine).

Mme L.-M., 23 ans, de petite taille et un peu chétive, issue de parents arthritiques. Accouchée le 3 décembre 1900, par M. le Prof. Eustache. Présentait depuis 8 jours des phénomènes fébriles graves, et pas assez précis pour pouvoir porter un diagnostic.

Je la vois le 7 décembre. Depuis 2 jours. Température de 39.5 à 40° le soir, de 39 à 39.5° le matin. Diagnostic hésitant entre accidents puerpéraux et une infection aiguë d'autre nature. La présence des taches rosées met sur la voie du diagnostic et permet de rétablir l'histoire de la maladie, qui avait par conséquent débuté 5 ou 6 jours environ après l'accouchement.

D'ailleurs les autres signes classiques de la fièvre typhoïde viennent bientôt s'y joindre : langue saburrale, un peu de diarrhée, rate un peu grosse, foie assez volumineux, pouls dicrote, excitation énorme et abattement très grand par moments, dénotant une tendance à la forme ataxo-adynamique.

Devant la gravité des symptômes, je prescris le traitement par les bains froids, méthode de Brand systématique : bains toutes les 3 heures, jour et nuit. La maladie suivit une évolution normale, sans complications et sans à-coup.

Le 23e jour après le début du traitement, la fièvre tombe. On cesse les bains froids, mais le pouls reste rapide et, 8 jours après la disparition de la fièvre, une rechute survient : la température remonte graduellement et, en 4 jours, atteint 40.2° le soir. Les bains avaient été repris immédiatement. La période fébrile de la rechute dura 13 jours. Convalescence et guérison.

Dans cette observation il y a deux points à noter :

1° L'évolution de la fièvre typhoïde ne parut pas influencée par l'état puerpéral : la maladie eut des allures sévères, mais guérit sans incident. Il n'y a pas eu à tenir compte de la rechute, qui était un phénomène qu'on observait dans tous les cas de fièvre typhoïde pendant l'épidémie de 1900.

2° Les lochies et le retrait de la matrice ne furent nullement troublés par la médication balnéaire.

Quant à l'enfant, petite fille, venue dans de bonnes conditions. Eut une nourrice. Se développa très bien pendant 18 mois, mais à cette époque elle présenta des phénomènes d'*hydrocéphalie* avec fièvre, battements de la fontanelle, tendance à la stupeur et au coma, tout en prenant bien le sein, par moments contractures, cris méningés. Ces accidents parurent céder 2 fois à la médication, et en deux mois elle mourut.

Observation X

(due à l'obligeance de M. le Dr Looten).

Fièvre bénigne jusqu'à la 3e semaine, avec température entre 38 et 39.5, caractérisée par une insomnie persistante. Avortement à 2 mois 1/2, complet et très facile, précédé de frissons, revenant chaque jour vers la même heure. Pas d'hémorrhagies. Ecoulement fétide, traité avec succès par les injections phéniquées intra-utérines d'abord, puis vaginales.

A partir du 4e jour, fièvre typhoïde *très grave* ataxo-adynamique. 8 jours après, perforation de l'intestin. Péritonite localisée. Alimentation par le rectum. Phénomènes bulbaires *pendant 15 jours*; 180 à 200 pulsations. Caféine, strychnine, huile camphrée, glycérophosphates.

Ces accidents très graves se jugent par un énorme abcès de la fesse gauche.

A partir de là, marche normale, mais lente guérison au bout de 3 mois.

Traitement : boissons abondantes, quand elles sont tolérées. Pendant la péritonite, alimentation par le rectum. Glace. Lavements de sérum.

Quinine et lactophénine. Glycérophosphate de quinine en alternant. Pas de bains.

Observation XI

(due à l'obligeance de M. Duvivier, de Saint-Amand-les-Eaux).

Le 30 juin, à 8 heures du soir, je suis appelé près d'une accouchée, qui a mis au monde un enfant du sexe masculin, à terme, le jeudi précédent, et qui depuis ce matin se plaint de céphalie frontale très accentuée ; cette douleur a été précédée de quelques frissons légers. A l'examen de la malade je constate qu'elle a le regard brillant, la langue est saburrhale ; cependant elle a eu une selle la veille ; du côté du ventre, je constate un léger ballonnement, aucune douleur à la pression, les lochies ne sont pas fétides, mais il y a un peu d'œdème des grandes lèvres; température sous l'aisselle 37.7 ; le pouls bat fort, à 120. Rien du côté des seins.

Devant un tel cortège de symptômes, écartant toute idée de stercorémie et de lymphangite mammaire, bien qu'il n'y eût pas de douleur utérine, de fétidité des lochies, ni de dissociation de la température et du pouls, je pensai à une infection utérine. Je prescrivis de l'antipyrine et de la quinine et revins le lendemain décidé, si la fièvre était encore élevée, à faire une injection intra-utérine.

1er Juillet. — Matin. Température 39.4. Pouls 120. La céphalée est totalement disparue. Je pratique une injection avec une solution de permanganate de potasse au 1/2000.

Soir. — Température 40.1°. Pouls 130. Seconde injection intra-utérine. — Ballonnement du ventre plus accentué. Légère douleur dans la fosse iliaque gauche. La malade a eu une selle diarrhéique.

2 Juillet. — Température 39.2. Pouls à 120. Je pratique un curettage de l'utérus avec la curette mousse, injection intra-utérine, pansement à la gaze iodoformée. — Ballonnement du ventre plus accentué.

Le soir, température 40.2. Pouls à 120. Cette fois j'étais complètement dérouté ; évidemment il ne s'agissait plus ici d'injection puerpérale, aucun symptôme de cette affection ne se montrant d'une façon bien nette, et je pensai

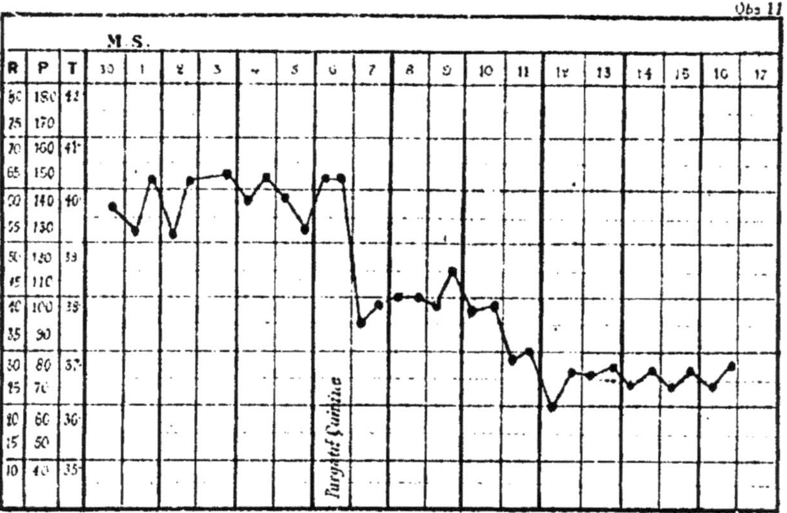

que probablement cette élévation de la température avait une autre cause. L'idée d'une fièvre typhoïde me vint à l'esprit, et l'interrogatoire m'apprit que ma malade buvait l'eau d'un puits, situé à quelques mètres de là, et qui avait contaminé une jeune fille demeurant en face de la maison de ma malade et morte de fièvre typhoïde.

Je dirigeai donc mon investigation dans ce sens, et je pensai, d'après la présence de râles de bronchite disséminés dans toute la poitrine, la céphalée, la langue saburrhale, le ballonnement du ventre, la présence de la diarrhée fréquente qui s'installa à la suite de l'administration d'un purgatif, la douleur et le gargouillement siégeant dans la fosse iliaque gauche, pouvoir faire le diagnostic de fièvre typhoïde.

Je changeai en conséquence le traitement. Je prescrivis des antiseptiques intestinaux et des enveloppements froids toutes les 2 heures, et je supprimai les soins du côté de l'utérus.

Le 4, le 5 et le 6 juillet, la température demeura aux environs de 40 et le pouls persista très fréquent. Le ventre restait ballonné, la diarrhée diminuait, ainsi que les râles de bronchite. Jamais on ne vit de taches rosées.

La malade, dans un état de prostration assez accentuée, etait constamment couverte de sueurs, la langue restait saburrale.

Le 7 juillet, la défervescence se fit et la température tomba à 38° le pouls à 100, puis, pendant 6 jours, le thermomètre baissa lentement pour arriver à la normale où il est resté depuis le 12. Pendant tout ce temps également, la diarrhée diminua, la langue se détergea et la malade est maintenant (17 juillet) en convalescence.

Quant à l'enfant, il est très bien portant et ne paraît pas avoir souffert en aucune façon de la maladie de la mère. Nous avons jugé, étant donné l'état d'affaiblissement de la mère, devoir supprimer la lactation et nourrir l'enfant au biberon.

Observation XII

(due à l'obligeance de M. Deshusses, Interne des Hôpitaux)

A... Eugénie; 23 ans, dévideuse. Au moins secondipare.

Accouchée le 22 septembre 1902, d'une façon tout à fait normale d'une enfant bien constituée. O I G A. Elle a toujours eu une menstruation régulière. Durée du travail 6 heures. Elle n'est restée à la Maternité que cinq jours. La plus forte température qu'elle ait atteinte alors est celle du 3e jour : 37,3.

Elle entre à l'hôpital le 7 octobre, se disant malade depuis sa sortie de la Maternité. T. 39.7. Se plaint de douleurs à la base du thorax en avant. Elle semble souffrir quand on la fait asseoir. On ne trouve à l'auscultation que des signes de bronchite accompagnant d'ordinaire la fièvre typhoïde. Ulcération de la paroi abdominale en forme de cratère, résultant d'un furoncle, dit la malade. Le ventre n'est pas très douloureux, et cependant on pense d'abord à une fièvre puerpérale. Injection vaginale.

Le 8 octobre, M. Desplats porte le diagnostic de fièvre typhoïde.

Pouls, 120. Rien au cœur, rien au poumon. Salicylate de B., 3 gr. Albumine dans les urines. Séro-diagnostic *positif.*

Le 14. Extrait mou de quinquina. 2 injections de caféine.

Le 15. Mort.

Observation XIII (relatée et résumée par M. Delbecq).

(*Bull. de la Soc. centr. de méd. du Nord*, 9 janvier 1903).

Mme X. 32 ans. 8 mois de grossesse. Quelques malaises le 1er septembre. Accouchement prématuré dans la nuit du 7. Le 9, grand frisson. T. s 40.7. P. 134. Léger ballonnement du ventre. Pas de douleurs au niveau de l'utérus et des annexes. Ni vomissements, ni diarrhée.

10 septembre. Lochies fétides. Injections intra-utérines.

11. T. 39. P. 110. Lochies moins odorantes. Huile de ricin 20 gr. T. s. 41.3. On pratique un curettage et une injection intra-utérine.

12. T. 38.4. P. 100. Lochies presque normales. 2 selles diarrhéiques fétides dans la nuit. Le ventre se ballonne et la prostration augmente. T. s. 39.6. P. 120. Rien d'anormal du côté utérin.

« Dans ces conditions, il n'est plus possible d'incriminer l'état puerpéral comme cause des accidents actuels, et l'idée d'une fièvre typhoïde se présente.

D'ailleurs, elle expliquerait cet accouchement prématuré que rien ne justifiait et l'état du ventre qui ne peut plus être dû à une infection puerpérale qui a cessé d'exister. »

Lotions froides. Antisepsie intestinale. Quinine et chloral.

« La fièvre typhoïde évolue normalement, mais avec une excitation nerveuse très accentuée.

La défervescence se produit le 7 octobre et la convalescence, longue, bien que très surveillée, ne peut être considérée comme terminée que vers le milieu de décembre.

L'enfant a vécu. »

« L'infection puerpérale existe. Mais elle a débuté trop près de l'accouchement pour pouvoir laisser croire à la forme ordinaire de la fièvre puerpérale, et il doit y avoir une cause infectieuse générale qui a engendré les troubles puerpéraux.

« Rien ne permet encore de croire à des accidents typhoïdiques par l'examen direct, et ce n'est que lorsque l'élévation de la température survit aux accidents utérins et que la diarrhée s'établit après un purgatif, que la conviction s'ébauche pour se confirmer avec l'apparition des phénomènes abdominaux.

Quoi qu'il en soit, les accidents puerpéraux graves auxquels j'avais affaire, indiquaient, je crois, un traitement énergique, et je suis convaincu que sans cette intervention, ma malade n'eut pas résisté au double assaut utérin et abdominal de son infection typhique. »

Fièvre typhoïde fœtale. — 1° Mort de l'enfant.

OBSERVATION XIV (résumée) Legry

(Thèse Paris, 1890)

B... M..., 23 ans, cuisinière, enceinte de 6 mois, entre à l'hôpital de la Charité (Paris) le 16 août 1889. Secondipare. Malade depuis 3 ou 4 jours : frissons, toux légère. Pas de diarrhée. Pas d'épistaxis.

État actuel. — Anorexie. Pas de taches ni de gargouillement. Splénomégalie. Insomnie. Râles aux 2 bases, 38.5. Jours suivants : diarrhée, taches rosées, délire. Accouchement prématuré à 7 mois. Enfant de 3 kilogr. qui meurt au bout de 3 jours. La mère meurt 4 jours après.

Autopsie de la mère : Lésions caractéristiques de la fièvre typhoïde.

Foie du fœtus : Dégénérescence granulo-graisseuse assez étendue.

2° Survie de l'enfant.

OBSERVATION XV (résumée) Thiroloix

(Thèse Corbin 1890) Page 132.

Louise M..., 12 ans, née pendant la fièvre typhoïde de sa mère. Dysarthrie très accentuée. Le langage se compose de mots monosyllabiques. Perte de mémoire partielle. Elle appelle un fauteuil une table, une chaise un chapeau.

La mère avait eu une fièvre typhoïde d'une durée de 52 jours. L'accouchement s'est produit un peu avant terme.

INDEX BIBLIOGRAPHIQUE

ANTONELLI. — Lésions oculaires chez un enfant issu d'une mère atteinte de fièvre typhoïde vers la fin de la grossesse. Paris, 1900.

ARLOING. — Les virus, p. 282. Paris, 1891.

BARATTE. — De la fièvre typhoïde dans la grossesse. Thèse Paris, 1892.

BAUM. — Pregnancy complicating typhoid fever; delivery; recovery. Phila. Polycl., 1895.

BESSON. — Technique microbiologique. Paris, 1898.

BIRCH-HIRCHSFELD. — Ueber die Pforten der placentaren Infektion des Fötus. Ziegler's Beiträge, 1881.

BIZOS. — Fièvre typhoïde et grossesse. Thèse Montpellier, 1885, n° 27.

BONNAIRE. — De la fièvre typhoïde dans ses rapports avec la puerpéralité. Presse méd., 17 mars 1894.

BOURGEOIS. — De l'influence des maladies de la femme pendant la grossesse sur l'enfant. Mém. Acad. de méd. Paris, 1861.

BOYD. — Typhus fever complicating pregnancy. Ann. Gyn. Phila., 1891.

BRANDT. — Die Wasserbehandlung der typhösen Fieber. Tübingen, 1877.

BRESLAU. — Ein Hall von abd[al] typhus im Anfange des Wochenbettes. Deutsche klinik., Berlin, 1861.

BRIEGER. — Ueber die Complication einiger acuten krankheiten mit Schwangerschaft. Charité Annalen, 1886.

BROUSSE. — Grossesse et fièvre typhoïde. Gaz. hebd. des sciences méd. de Montp. 1885.

BUCQUOY. — De la fièvre typhoïde dans le cours de la grossesse. Paris méd., 1882.

CARRET. — Diagnostic de la fièvre typhoïde à son début et de son influence sur la grossesse. Paris. 1867.

(CASE.) — Typhus intestinalis. hepatitis. abortus, metror-

rhagia und endocarditis mit 1 glücklichem Ausgange. Med, Jahresb. v. Peter Pauls Hosp. in St Petersb., 1841.
CASTAIGNE. — Transmission de la substance agglutinante typhique par l'allaitement. C. R. Soc. de biol., Paris, 1897.
CHAMBRELENT. — Recherches sur le passage des éléments figurés à travers le placenta. Thèse Bordeaux, 1882.
CHAMBRELENT. — Séro-réaction chez le fœtus. Soc. d'obst. et de gyn. de Bordeaux, novembre 1896.
CHAMBRELENT — De la fièvre typhoïde pendant la grossesse; son influence sur le fœtus. J. de méd. de Bord., 1897.
CHANTEMESSE. — Gélo diagnostic. Acad. de méd., 20 mai 1902.
CHAPUIS. — Fièvre typhoïde et bains froids. Thèse Paris, 1883.
CHARCELLAY. — Fièvre typhoïde chez le nouveau-né. Arch. de méd., 1840.
CHARPENTIER. — Traité d'Accouchements, 1883.
CHARRIER et APPERT. — Absence de la réaction agglutinante chez le fœtus. Soc. de biol., septembre 1896.
CHARRIN. — Influence de la fièvre typhoïde de la mère sur l'évolution des rejetons. C.-R. Soc. de biol., Paris, 1899.
CHELLIER (Mme). — Fièvre typhoïde et fièvre puerpérale. Thèse Paris, 1894.
CHEVELU. — Fièvre typhoïde et grossesse. Thèse Paris, 1874, n° 37.
CORBIN. — Influence de la fièvre typhoïde de la mère sur le fœtus. Thèse Paris, 1890, n° 277.
COURMONT et CADE. — Transmission de la substance agglutinante du bacille d'Ebeth par l'allaitement. Lyon méd., 1899.
COURMONT ET LESIEUR. — Diagnostic précoce de la fièvre typhoïde. Soc. méd. des Hôp., 5 décemb. 1902.
CUMMINS. — Case of labor.. . during typhus. Dublin, 1859.
DAY. — Typhoid fever in connection with pregnancy. Med. Times et Gaz. London, 1864.
DELGRANGE. — Ueber das Verhalten des Fötelspulses zur Temperatur und zum Pulse der Muller bei typhus abdominalis. Arch. d. Heilkund. Leipzig, 1862.
DOLÉRIS et DORÉ. — Influence de l'hyperthermie sur la gestation. Soc. de biol., 21 juillet 1883.
DORÉ. — De l'influence de la température sur la vie des fœtus. Arch. de tocol., 1884.

DUCARRE ET COGNARD. — Fièvre typhoïde chez une secondipare enceinte de 8 mois, accouchement prématuré, guérison de la mère, enfant bien portant. J. des Sages-femmes, Paris, 1894.

DUGUYOT. — Grossesse et fièvre typhoïde. Thèse Paris, 1879.

DUHAUT. — De la fièvre typhoïde pendant la grossesse et de son traitement par les bains froids. Thèse Lyon, 1893, n° 782.

EBERTH. — Geht der typhus bacillus auf den Fötus über? Centralbl. f. Bakter. 1889.

ETIENNE. — Absence de la réaction agglutinante par le sang d'un fœtus issu d'une mère morte de fièvre typhoïde hypertoxique. Presse méd., Paris, 1896.

ETIENNE. — Formation autonome de substance agglutinante, par l'organisme fœtal, au cours d'une fièvre typhoïde maternelle. C.-R. Soc. de biol., Paris, 1899.

FALLEN. — Influence de la grossesse sur quelques maladies. Thèse Paris, 1888 89, n° 373.

FUIDLEY. — Labor at full term complicated bi typhoid fever. Tr. m. Soc. Penn. Phila., 1895.

FINGER. — Ueber den Abdominaltyphus in der Schwangerschaft. Halle, 1886.

FISHER. — Case of typhoid fever with Abortion in the thind month ; death ; ulceration of Peyer's patches and higlly fatty kidneys. Phila. m. Times, 1883.

FORDYCE. — Intra uterine typhoid fever. Soc. M. et S. J. Edimb., 1878.

FRASCANI. — Osservazioni cliniche e ricerche sperimentali sul passagio del bacillo del tifo dalla madre ad feto. Rivista italiana di clin. med., 1892.

FREUND et LÉVY. — Uebr intra uterine Infektion mit typhus abd[lis]. Berlin klin. Wochenschr., 1895.

GARIMOND. — Fièvre typhoïde et grossesse. Thèse Montp., 1868.

GARRAWAY. — Two cases of continued fever in the puerperal period, severally simulating puerperal convulsions und fever. Brit. M. J. London, 1859.

GAULARD. — Cours d'Accouchements, Lille, 1887.

GAULARD et BUÉ. — Accouchements et maladies des femmes en couches, Paris, 1901.

GERMOND. — Grossesse et auto-intoxication. Thèse Paris, 1893-94, n° 6.

GIGLIO. — Ueber den Uebergang der mikroskopischen

organismen des Typhus von der Mutter zum Fötus. Centralbl. f. Gyn. Leipzig, 1890.
DE GRANDMAISON. — Fièvre typhoïde et grossesse. Arch. gén. de méd., Paris, 1899.
DE GRANDMAISON et CARTIER. — Un nouveau cas d'infection sanguine, chez une femme accouchée, par le bacille d'Eberth. C.-R. Soc. de biol., Paris, 1899.
GREUSER — Vier tödlich gewordene Fälle von Typhus abd[lis] in Puerperalzustand. Monatsche. f. Geburst. v. Frauenke. Berlin, 1853.
GRIESINGER. — Traité des maladies infectieuses, 1857 (trad. Lemattre. Paris, 1877).
GRIFFITHS. — Typhoid fever complicating pregnancy; recovery. Lancet, London, 1894.
GRISOLLE. — Pathologie interne, 1857.
GUSSEROW. — Ueber Typhus bei Schwangeren, Gebärenden und Wöchnerinnen. Berlinklin. Wehnschr., 1880.
HARDON. — A case of typhoid fever during pregnancy, Boston M. et S. J., 1880.
HARL. - Typhoid fever complicating the puerperium: the diagnostic betveen appendicitis, tubercular peritonitis, and typhoid fever. Intern. Clin., Phila., 1894.
HERRICK. — Typhoid fever with fatal intestinal hemorrhagic complicated by ectopion gestation. J. am. m. ass., Chicago. 1896.
HILDEBRANDT. — Zur Casuistik des placentaren Ueberganges der Typhusbacillen von Mutter auf Kind Fortsch. d. med., Berlin, 1889.
HIRST. — Typhoid fever in a pregnant woman. Med. News, Philadelphie, 1887.
JAGGARD. — Two observations of typhoid fever during pregnancy. Ann. J. Obs., New-York, 1889.
JOSKE. — Two cases of typhoid fever, occurring during pregnancy, Austr. M. J., Melbourne, 1887.
KAMINSKI. — Typhus abd[lis] in Wochenbette. Deutcheklinik, 1866.
KLEINWÄCHTER. — Abdominaltyphus. Baumperforation. Allgemeine Peritonitis. Abortus im 4 Monate. Tod. Wien med. Presse, 1880.
KÖRBER. — Der typhus abd[lis]. München, 1874.
KOUBASSOF. — Passage des microbes pathogènes de la mère au fœtus. C.-R. Académie des sciences, 1885.
KRÜKENBERG. — Experimentale Untersuchungen über den

Uebergang g. Element. der Mutter zur Frucht. Arch. f. Gyn., 1887.

LACOUR. — Grossesse de 4 mois 1/2; fièvre typhoïde : albuminurie massive; éclampsie; traitement par les bains froids; guérison; avortement pendant la convalescence. Lyon méd., 1889.

LAIDLAW. — Typhoid fever during pregnancy. Chicago M. Times, 1896.

LANDOUZY et GRIFFON. — Transmission par l'allaitement du pouvoir agglutinant typhique de la mère à l'enfant. C.-R. Société de biologie, Paris, 1897.

LEGRY. — Le foie dans la fièvre typhoïde. Thèse, Paris, 1889-90, n° 165.

LIEBERMEISTER. — Fièvre typhoïde et grossesse. Union médicale, 1883.

LEPAGE. — Du diagnostic de la fièvre typhoïde pendant les suites de couches. C.-R. Société d'Obst., de Gyn. et de Pœd., Paris, 1899.

LUBARSCH. — Ueber die intra-uterine Uebertragung pathogener Bakterien. Virchow's Archiv., 1891.

LUMPE. — Typhus abd. bei einer Wöchnerin. Œster. med. Wchnch. Wien, 1841.

LWOF. — Influence of typhus fever on the cause of pregnancy and on the fœtus. St-Petersbourg, 1873.

LYON. — Traité de clinique thérapeutique. Paris, 1897.

Mc ARDLE. — Intercurrent typhoïd fever in pregnancy. Tr. am. ass. Obst. et Gyn. 1894.

MACDONNEL. — A case of typhoid fever complicated with pregnancy. Subsequant relapse and developpement tuberculosis. Intern. clin. Phila., 1892.

MALVOZ. — Transmission intra-placentaire des microorganismes. Ann. de l'Inst. Past., 1882.

MANGIAGALLI. — Ileotifus in gravidanza. Arte ostet. Milano, 1900.

MANZONI. — Autopsie d'un enfant présentant les lésions de la fièvre typhoïde. Cr. Acad. des Sc., 1841.

MARFAN. — Une femme grosse pourra-t-elle nourrir ? Revue prat. d'Obst. et de Pœd. Paris, Août Sept, 1902.

MARTIN. — De la fièvre typhoïde dans ses rapports avec l'état puerpéral. Abeille méd. Paris, 1860.

MARTINET. — Fièvre typhoïde et gross. Union méd., Paris, 1893.

MICHEL. — Fièvre typhoïde et état puerpéral. Un. méd. Paris, 1893.

MILSOP. — Mastitis and parturition during typhoid fever. Clin. Chicago, 1893.
MOSSÉ et DAUNIC. — Séro-réaction du placenta et de l'enfant d'une femme atteinte de fièvre typhoïde pendant la gestation. Bull. et Mém. Soc. méd. des hôp. Paris, 1897.
MOSSÉ et FRENKEL. — Transmission du pouvoir agglutinant typhoïdique à travers le placenta. Bull. et Mém. Soc. méd. d. hôp. Paris, 1899.
MURCHISON. — Traité de la fièvre typhoïde. Traduction Lutaud, Paris, 1878.
NOYES. — Enteric fever occurring in pregnancy. Med. News Philadelphie, 1885.
OUI. — Du passage de la quinine dans le lait. Ann. de de Gyn., 1892.
PENOT. — Contribution à l'étude de la fièvre typhoïde pendant la grossesse. Thèse Paris, 1899, n° 558.
PINARD. — De la fièvre de grossesse. Bull. méd. 7 mars 1903.
PLANCHU et GALLAVARDIN. — 2 cas de fièvre typhoïde de la mère sans séro-réaction chez le fœtus. Lyon méd., 1898.
POLACCO ET GEMELLI. — Diagnostic précoce de la fièvre typhoïde. Sem. méd. 19 mars 1902.
POUSSIÉ. — Fièvre typhoïde survenue pendant l'état puerpéral et terminée par guérison. Tr. Intern. M. Congr. Wasch. 1887.
REEVES. — Enteric fever in pregancy. Med. News. Phila. 1895.
RES INELLI. — Note bactériologiche su di un aborto per tifo abdominale. Bull. d. Soc. méd. chir di Pavia, 1876.
RIBEMONT-DESSAIGNES et LEPAGE. — Précis d'Obstétrique, 1897.
RICHARDSON. — Rech. du Bacille typh. dans les urines. Boston méd. J. 5 février 1903.
ROIGY-BOFILL. — Diagnostic de la fiebre tifoida durante el puerperio. Revue de cien. méd. de Barcel., 1892.
ROUSSEAU. — Relat. de la fièvre typhoïde avec la grossesse, thèse Paris, 1882.
ROUTH. — Typhoid fever in the sixth month of pregnancy; abortion. Practitionner London, 1899.
RUNGE. — die Acuten Infecktion Krankheiten. Volkmann's Sammlung, n° 174.
RUT. — Fièvre typhoïde avec chagrins, délire, sympt.

cérébraux, ulc. des plaques de Peyer... J. hebd. de méd. Paris. 1829.
Sacquin. — De l'influence réciproque de la fièvre typhoïde et de la grossesse, thèse Nancy 1883, n° 205.
Savidan. — Contrib. à l'étude de l'influence réciproque de la fièv. typh. sur la grossesse, thèse Paris, 1883, n° 74.
Service. — Case of abortion in enteric feber. Glasgow M. J. 1876.
Speier. — Zur Casuistik des placentaren Ueberganges der Typhus bacillen. Breslau 1897.
Stark. — De abortu in typho abdominali raroque velamentarum vitio in ovo abortivo. Jenœ 1861.
Stein. — De l'influence de quelques maladies aiguës sur la grossesse et l'état puerpéral, thèse Paris 1889-90, n° 3.
Stolz. — Art. grossesse in Dict. de Jaccoud.
Strauss et Chamberland. — Recherches expérimentales sur la transmission des maladies virulentes de la mère au fœtus. Soc. de biol., 4 décembre 1882.
Strycker. — A case of enteric fever occurring in advanced pregnancy, Med. News Phila. 1895.
Tarnier et Budin. — Maladies de la grossesse et des suites de couches, 1886.
Touvenaint. — Fièvre typhoïde ataxo-adynamique, survenant au 7e mois de la grossesse : accident prématuré ; mort de la mère 3 jours après ; survie du fœtus. Bull. et mém. Soc. obst. et gyn., Paris 1894.
Trau. — Typhoid fever complicated by twin abortion. recovery. Med. News Phila. 1894.
Tripier et Bouveret. — La fièvre typhoïde traitée par les bains froids, Paris 1886.
Vigneri. — Caso di paralisi di cuore per anemia acuta post partum in una dama affetta da febbre tifoide, vinta Roma 1870.
Vinay. — La fièvre typhoïde chez la femme enceinte et chez l'accouchée. Lyon méd., 1893.
Vinay. — Traité des maladies de la grossesse et des suites de couches, 1894.
Vincent. — Recherches du bacille typhoïde dans les urines. Soc. de biol., 14 mars 1903.
Walder. — Ueber Abdominal typhus in der Schwangerschaft und in Wochenbette. Zürich, 1867.
Wallichs. — Zwei Falle von typhus bei Hochschwangeren. Monatschr. Frauenkr. Berl. 1867.

WEISS. — Fièvre typhoïde et grossesse. Algem. med., Zeitung, 1862.

WEST. — Typhoid fever in fourth month of pregnancy, with relapse. treatened abortion. recovery. birth of child at the seventh month.

WIDAL et SICARD. — Recherches sur l'absorption de la substance agglutineuse typhique par le tube digestif et sur sa transformation par l'allaitement. C.-R. Soc. de biol., Paris, 1877.

WOLF. — Ueber der erbliche Uebertragung parasitärer Organismen. Virchow's Archiv. 1886.

WOLF. — Emploi du rouge neutre pour déceler le bacille typhoïde. Centralbl. f. Bakt. J. Originen, 1903.

ZUELZER. — Typhus recurrens bei Schwangeren. Monat. f. Geb., 1868.

ZUELZER. — Article Abdominal typhus. Real encyclopedie, 1885, 2e éd.

Bon à imprimer :
Le Président de la Thèse,
Dr GAULARD.

Vu :
Le Doyen de la Faculté,
F. COMBEMALE.

Vu et permis d'imprimer :
A Lille, le 13 juillet 1903.
Le Recteur de l'Académie de Lille,
Pour le Recteur,
L'Inspecteur d'Académie délégué,
P. DUBUS.

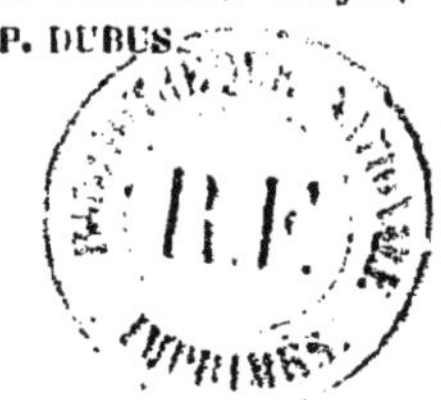

Lille. — Imprimerie LE BIGOT Frères.

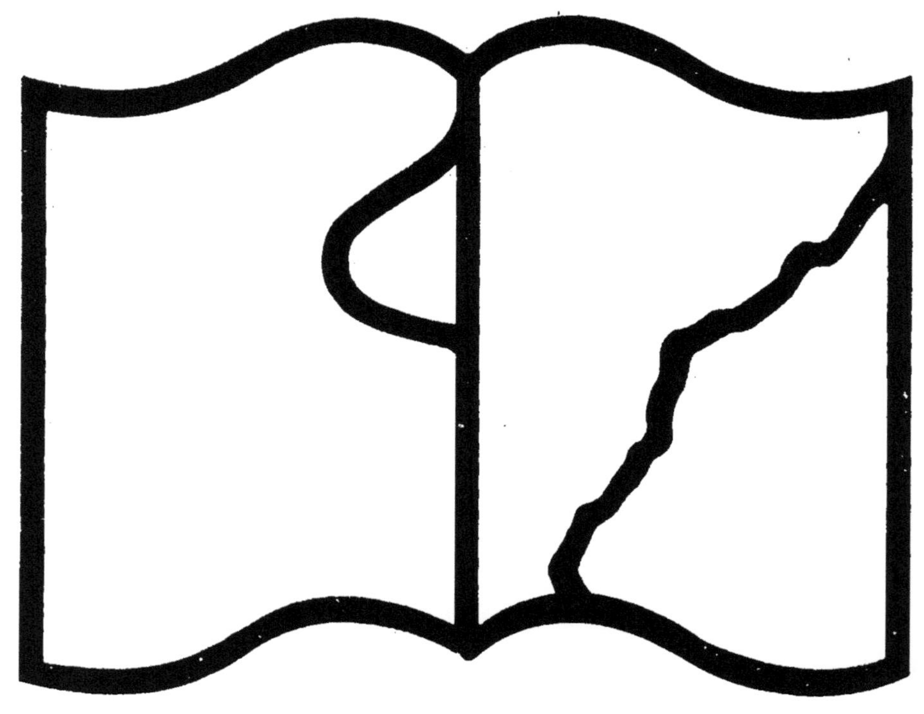

Texte détérioré — reliure défectueuse

NF Z 43-120-11

www.ingramcontent.com/pod-product-compliance
Ingram Content Group UK Ltd.
Pitfield, Milton Keynes, MK11 3LW, UK
UKHW021038230726
13926UKWH00004B/1551